Un régime ?
QUEL RÉGIME ?

Conception de la couverture : Kim Lavoie
Mise en pages : Folio Infographie
Révision : Françoise Major-Cardinal
Correction d'épreuves : Cynthia Cloutier Marenger

Imprimé au Canada

ISBN : 978-2-89642-570-9

Dépôt légal – Bibliothèque et Archives nationales du Québec, 2012
© 2012 Éditions Caractère

Les Éditions Caractère remercient le gouvernement du Québec – Programme de crédit d'impôt pour l'édition de livres – Gestion SODEC.

Les Éditions Caractère reconnaissent l'aide financière du gouvernement du Canada par l'entremise du Fonds du livre du Canada pour leurs activités d'édition.

Visitez le site des Éditions Caractère
editionscaractere.com

Milly St-Amour   Maude Castonguay

Un régime ?
QUEL RÉGIME ?

12
RÉGIMES
EXPLIQUÉS
POUR VOUS AIDER
À MIEUX CHOISIR

CAR
ACT
ERE

Table des matières

Introduction

Parmi les multiples maux auxquels s'expose la société nord-américaine, la mauvaise alimentation, avec ses principales conséquences que sont l'obésité, les maladies cardiovasculaires et l'hypertension, semble détenir une bonne longueur d'avance. Fort heureusement, malgré la sollicitation et la présence des nombreux commerces de restauration rapide qui fleurissent autour de nous, on peut encore se défendre et réagir pour peu que l'on porte un soin attentif à ce que l'on avale et ingurgite.

Il n'est pas question de vous inciter à vous lancer à tout prix dans une course au régime et ce livre ne prétend en aucun cas se dérober à l'avis d'un spécialiste, mais il peut tout de même constituer une bonne indication pour une personne qui désire porter plus d'attention à ses habitudes alimentaires, conserver un poids dit santé ou, encore, se débarrasser d'un surplus de poids pouvant devenir gênant.

Depuis une vingtaine d'années, une abondance de régimes – tous plus efficaces et miraculeux les uns que les autres – ont vu le jour. Bien que les régimes abordés dans cet ouvrage aient été élaborés par des gens sérieux qui ont à cœur la bonne santé de ceux qui les suivent, certains peuvent néanmoins s'avérer plus néfastes que bénéfiques pour la santé. C'est pourquoi il est primordial, et on ne le répétera jamais assez, de consulter un médecin compétent avant d'entreprendre un régime, quel qu'il soit.

Ce livre est une étude sommaire, un survol, des huit régimes les plus connus, les plus suivis, bref, des régimes probablement les plus intéressants sur le marché actuellement. Nous tenterons de vous faire découvrir d'où ils viennent, les personnes qu'ils veulent convaincre, en quoi ils consistent exactement ; leurs différents points forts et points faibles, les aliments qu'ils ont élus vedettes et ceux qu'ils ont proscrits, des menus types et des recettes pour chacun d'entre eux.

Nous parlerons de la fameuse méthode Weight Watchers, véritable star aux États-Unis, et qui a conquis des dizaines de milliers d'adeptes. Nous enchaînerons avec le régime crétois, reconnu pour sa forte consommation de fruits et d'huile d'olive. Nous poursuivrons avec le régime des groupes sanguins, basé sur le fait que nous soyons du groupe A, B, O ou AB. Puis viendra la méthode Montignac, un incontournable dont la renommée a fait le tour du monde, sans oublier le régime oméga-3, le petit cousin branché du régime crétois. Nous parlerons ensuite du régime Atkins, le plus connu des régimes faibles en hydrates de carbone. Nous traiterons du régime Miami, importé de Floride, une des régions du globe où l'on retrouve le plus de personnes obèses, et, finalement, du régime «soupe», dont le point de vue pour le moins original pourrait faire changer d'avis les nombreux sceptiques pour qui tous les régimes s'équivalent et ne sont que des produits de marketing. Seront aussi abordés le régime nordique, le régime Dukan, le régime agar-agar et le régime cru.

Lequel est conçu pour nous ? Lequel s'adapte le mieux à notre rythme de vie, à notre physiologie, à nos désirs ? Cet ouvrage pourra peut-être répondre à ces questions.

La méthode
Weight Watchers

L'origine

Parmi les plus connues et les mieux établies au monde, la méthode Weight Watchers est une réussite typique à l'américaine. Elle a vu le jour aux États-Unis, au début des années 1960. Jean Nidetch, une jeune Américaine de Brooklyn, vient de se marier, à vingt-quatre ans. Comme beaucoup de femmes qui s'installent dans la vie, elle connaît depuis son mariage des problèmes de poids. En fine connaisseuse de régimes à la mode – elle en a suivi elle-même plusieurs –, Jean est frappée par le taux d'échec très élevé de tout régime individuel qui s'appuie sur des restrictions alimentaires. Ce sera finalement un suivi effectué en clinique diététique qui lui permettra de perdre vingt livres – un début.

Maintenant, que faire? Comment maintenir son nouveau poids, comment poursuivre sa vie sans reprendre les damnés kilos perdus? Jean, qui a une faiblesse avouée pour les biscuits et qui a honte d'en parler à son médecin, a une idée toute simple. Pourquoi ne pas prendre contact avec quelques amies et leur proposer de maigrir ensemble? Elle invite donc des copines à participer à des réunions chez elle, dans le quartier de Queens, à New York, une fois par semaine. Elles vont surveiller ensemble leur poids en s'encourageant mutuellement: c'est la naissance des Weight Watchers, expression que l'on peut traduire en français par «Les sentinelles du poids».

La réussite est immédiate et spectaculaire et, peu à peu, d'autres groupes sont créés, aux États-Unis d'abord, puis partout dans le monde. Dès 1963, Weight Watchers devient une société et, en 1978, Jean Nidetch la vend à la multinationale Heinz. Elle y demeurera en tant que consultante jusqu'à sa retraite, en 1998. Aujourd'hui, la Weight Watcher la plus célèbre est sans doute Sarah Ferguson, la duchesse d'York, devenue porte-parole de la société en 1997. Au moment d'atteindre son poids idéal, Fergie a affirmé avoir perdu 70 livres grâce au programme de Mme Nidetch.

Les personnes ciblées

La méthode Weight Watchers s'adresse aux personnes qui veulent maigrir, mais qui sont incapables de s'imposer une discipline individuelle et se sentent isolées. Pour faire partie de la grande famille des Weight Watchers, il faut avoir au minimum 18 ans et un *indice de masse corporelle* (IMC) au-dessus de 25 (pour calculer son IMC, voir en annexe le tableau 1, page 179).

La méthode est déconseillée aux femmes enceintes et aux personnes qui souffrent d'un trouble alimentaire, telle la boulimie. Elle ne convient pas non plus à celles qui n'ont la patience ni de compter des « Points » ni de mesurer très précisément leurs portions, et que la dimension sociale du concept indispose.

La description

Dans le cas des Weight Watchers, il vaut mieux parler d'un programme de perte de poids plutôt que d'un régime, car l'approche intègre une dimension sociale et communautaire qui va bien au-delà des listes d'aliments recommandés ou interdits.

Jean et ses voisines ont tracé la voie ; c'est l'idée de la réunion hebdomadaire qui est la clé du succès. Une étude, citée par Weight Watchers, a démontré que les adhérents qui assistent régulièrement aux réunions réussissent à tenir à l'écart 78 % des kilos perdus, tandis que ceux et celles qui tentent de maintenir leur poids en solitaire, en dehors du groupe, reprennent tous les kilos perdus.

Dans ces réunions, les adhérents bénéficient des connaissances et de la motivation de conseillères expérimentées qui les encouragent à atteindre et à conserver leur poids idéal. Les réunions peuvent regrouper entre 10 et 20 personnes, durent environ 45 minutes et doivent être l'occasion pour tous d'échanger des idées et des conseils avec les autres participants.

Les réunions sont animées par une personne, appelée «Adhérente Or», qui a suivi une formation en animation de groupe et qui a une excellente connaissance du programme. Ayant perdu elle-même du poids grâce aux Weight Watchers, elle doit être en mesure de comprendre les nouveaux adhérents, de les encourager et de les motiver en les aidant à se fixer un objectif personnel. Voici l'élément clé de la réunion hebdomadaire Weight Watchers: le soutien du groupe. L'Adhérente Or a le devoir de créer une ambiance conviviale et constructive qui favorise les échanges, les appuis mutuels et la prise de décisions, l'objectif poursuivi étant la perte de poids et le maintien du poids idéal.

Chaque réunion commence par une pesée confidentielle. Puis, des échanges entre les participants ont lieu. Les sujets choisis et discutés sont différents d'une semaine à l'autre, mais traitent toujours de pratiques et de cas concrets qui peuvent aider les adhérents dans leur démarche. Quelques exemples de sujets abordés: comment manger au restaurant? Comment établir ses menus et manger de façon équilibrée? Comment «compenser» le manque d'aliments favoris avec autre chose que des aliments? Des informations nutritionnelles sont également fournies par l'animatrice.

L'INDICE DE MASSE CORPORELLE

Grâce à l'indice de masse corporelle (IMC), chacun peut juger (avec l'aide de son médecin) de la nécessité ou non de perdre du poids. On le calcule en divisant son poids par sa taille au carré.

Par exemple, si je pèse 65 kilos et mesure 1 m 70, mon IMC est de 22,49 (65 ÷ 2,89). On estime le poids idéal d'une personne à un IMC situé entre 20 et 25. Voir en annexe le tableau 1, à la page 179.

Les aliments-vedettes et les aliments interdits

Contrairement aux autres régimes, on ne peut pas, dans le cas des Weight Watchers, vraiment parler d'aliments-vedettes ni d'aliments interdits. Il s'agit d'un programme qui ne promeut et n'interdit rien en particulier mais qui limite tout. Comme beaucoup d'idées à succès dans la tradition américaine, ce système repose tout bonnement sur une base comptable ! En effet, plutôt que d'interdire et promouvoir, il faut compter ses « Points ».

Notons qu'à ses débuts, la méthode Weight Watchers répartissait les aliments en trois groupes selon leur valeur calorique :

- **le groupe « vert »** : les fruits et les légumes, qui pouvaient être consommés chaque jour à volonté ;
- **le groupe « orange »** : les viandes, les poissons, les produits laitiers (incluant les fromages), les pains et céréales, les féculents et les légumes secs, qui pouvaient être consommés chaque jour à raison de 10 portions quotidiennes bien déterminées ;
- **le groupe « rouge »** : les aliments du « plaisir » ou de la « fête », le chocolat, les pâtisseries, les charcuteries, l'alcool, qui se devaient d'être consommés modérément et gérés sur une semaine.

En 2000, Weight Watchers a révisé son approche et a créé un nouveau programme, baptisé « Tournant[MC] », basé sur un système de « PointsPlus[MC] ». À partir de sa densité d'énergie, chaque aliment possède un certain nombre de points. Ces points dépendent autant de l'apport en gras et en fibres que de l'apport calorique. Il suffit, pour être heureux et se sentir pleinement Weight Watcher, de respecter le quota de points auxquels on a droit.

La méthode « Tournant[MC] », voulant tenir compte des différents goûts et besoins des adhérents, propose deux options, appelées dans la langue Weight Watchers « Flex[MC] » et « Alibase[MC] ». Chaque option permet de réduire l'apport en calories en privilégiant des aliments constitués de grains complets et ceux à teneur élevée en fibres (voir en annexe le tableau 2, page 179), plutôt que des féculents constitués d'hydrates de carbone raffinés ne contenant que très peu de fibres.

Les aliments riches en fibres

- les fruits et les légumes
- les aliments faits à partir de grains entiers
- les légumineuses (fèves, haricots, pois et lentilles)
- les noix

Les aliments pauvres en fibres ou qui n'en contiennent pas

- le lait et les produits laitiers
- les gras et les sucres
- les croustilles

L'option «Flex^{MC}» permet de manger tous les aliments que l'on aime. Il faut toutefois s'assurer d'en comptabiliser les points! Ainsi a-t-on accès à une grande diversité d'aliments: à l'adhérent de faire les meilleurs choix possibles.

L'option «Alibase^{MC}» permet de manger des aliments sains sans compter les points. Il faut alors manger à partir d'une liste d'aliments sains tirés de *tous* les groupes alimentaires. Les petits péchés ne sont pas négligés pour autant: on peut s'accorder de temps à autre des aliments «plaisir» en petite quantité.

Toute la méthode «Tournant^{MC}» des Weight Watchers repose sur le concept de *densité d'énergie*. On y recommande une alimentation composée de nourriture riche en fibres, mais surtout pauvre en densité d'énergie. Quelle est la densité d'énergie d'un aliment particulier, d'une carotte, par exemple? Pour le savoir, il faut consulter la liste officielle qui a été établie par la société Weight Watchers. Cette liste n'est accessible qu'aux membres qui l'ont payée.

Qu'est-ce que la densité d'énergie d'un aliment ?

Pour les scientifiques, la densité d'énergie est reliée à la force d'un champ magnétique mais, pour les Weight Watchers, c'est tout autre chose ! Il s'agit du nombre de calories contenues dans une quantité de nourriture donnée. La plupart des légumes ont une faible densité d'énergie et la plupart des desserts riches en gras ou les aliments frits ont une densité élevée d'énergie.

Les points

La densité d'énergie d'une certaine quantité de nourriture est à la base du calcul de sa valeur en « Points ». Incorporant le nombre de calories d'un aliment ou d'un plat, son contenu de lipides et son contenu de fibres alimentaires, la formule qui sert à faire le calcul des points est brevetée par Weight Watchers. La valeur qui en ressort demeure le copyright de la société. On peut néanmoins citer en exemple les valeurs suivantes :

Aliment	Nombre de calories	« Points [MC] » Weight Watchers
Une portion moyenne de frites	450	10
Un hamburger au fromage	330	7
Un sundae au chocolat	326	6
Un épi de blé d'Inde	140	3

Adapté du site www.healthyweightforum.org

Pourquoi ne suffit-il pas de compter le nombre de calories ? Parce que les aliments qui ont une faible densité d'énergie combleront davantage un estomac qui s'habitue à un régime. Ces aliments laisseront, après les repas, l'impression d'avoir mangé à sa faim. Mais tout système comptable est aussi un système de biens et de contrepoids : si l'on choisit de manger plus d'aliments à faible densité d'énergie, on peut alors s'accorder quelques petites douceurs, avec modération ! Un apport plus important en aliments à faible densité d'énergie dans l'alimentation quotidienne procurera un grand sentiment de satisfaction. Cela est préférable au fait de tout manger, tout en coupant les calories : les aliments à faible densité d'énergie contiennent généralement plus d'eau, moins de gras et, dans certains cas, une teneur élevée en fibres.

Exemples d'aliments à faible densité d'énergie : les pâtes complètes et le gruau, les légumes verts, les pois chiches, les féculents riches en fibres (voir en annexe le tableau 2, page 179).

Exemples d'aliments à haute densité d'énergie : le sucre raffiné, les aliments frits, l'alcool.

Les points forts et les points faibles

- C'est prouvé, la méthode Weight Watchers permet de perdre du poids de façon systématique.
- Le groupe stimule, motive, encourage, console, sécurise les individus. Et la dynamique de groupe impose une discipline – dans ce cas-ci une discipline alimentaire – qui ne peut pas fonctionner individuellement.
- Les principes du programme correspondent, dans leurs grandes lignes, aux directives établies par plusieurs organismes de santé publique.
- Être constamment stimulé, motivé, encouragé et consolé par tout un chacun, bref, être toujours sous le regard inquisiteur des autres peut, à la longue, devenir irritant.
- C'est un contrat à vie – avec un loyer annuel. Les études l'ont démontré : ceux qui abandonnent le groupe ou négligent les réunions hebdomadaires retrouvent rapidement leurs mauvaises habitudes alimentaires et leur surplus de poids.

LE MENU DU JOUR

MATIN
Café ou thé décaféinés, édulcorés à l'aspartame
Fruit
Yogourt écrémé

MIDI
Poulet ou fruits de mer
Légumes sautés
Nouilles de riz

COLLATION
Fromage cottage maigre et quartiers d'orange

SOIR
Légumes
Riz
Fruits frais

QUELQUES RECETTES INSPIRÉES DU PROGRAMME WEIGHT WATCHERS

UNE ENTRÉE

Antipasto aux légumes

Préparation : 40 min
Temps de cuisson : 10 min
Pour 6 personnes
Points^{MC} : environ 0,5

Ingrédients

1 aubergine tranchée
250 g de cœurs d'artichauts en boîte
345 g de poivrons rouges en lanières
375 g de tomates, coupées en deux
2 branches de céleri, finement hachées
1 petit oignon rouge, finement haché
3 c. à soupe de jus de citron
1 c. à soupe d'huile d'olive
1 c. à soupe de pesto
1 c. à soupe de basilic finement haché
Au goût Sel et poivre
1 c. à soupe de câpres
½ c. à thé de thym

Préparation

- Faire griller les tranches d'aubergine de chaque côté pendant quelques minutes.
- Entre-temps, répartir les artichauts, les poivrons et les tomates dans six assiettes. Lorsque les tranches d'aubergine sont prêtes, les déposer sur les assiettes. Saupoudrer de céleri et d'oignon.
- Dans un petit bol, mélanger le jus de citron, l'huile d'olive,

le pesto, le basilic, le sel et le poivre. Verser ce mélange sur les légumes, parsemé de câpres, saupoudrer de thym. Servir immédiatement.

UN PLAT

Crevettes et légumes frits chinois sur un lit de nouilles

Préparation : 20 min
Temps de cuisson : 10 min
Pour 6 personnes
PointsMC **:** environ 4

Ingrédients

250 g de nouilles de riz
400 g de crevettes surgelées
2 c. à thé de farine de maïs
4 c. à soupe de sauce soya légère
1 c. à soupe d'huile de tournesol
300 g de légumes variés cuits à l'avance
1 c. à thé d'huile de sésame
½ c. à thé de sucre blanc
Au goût Sel et poivre noir fraîchement moulu

Préparation

- Faire cuire les nouilles selon les indications, les égoutter et les mettre de côté, au chaud.
- S'assurer que les crevettes sont bien décongelées, puis les égoutter dans une passoire. Les sécher, puis ajouter la farine de maïs et 2 c. à soupe de sauce soya. Laisser mariner pendant 5 minutes.
- Faire chauffer l'huile dans un wok, puis ajouter les crevettes en les remuant rapidement. Ajouter les légumes et continuer à cuire le tout à feu vif pendant 2 minutes.
- Ajouter la sauce soya restante, l'huile de sésame, le sucre et assaisonner le tout. Servir immédiatement.

UN DESSERT

Smoothie aux bleuets

Préparation : 20 min
Pour 1 personne
Points[MC] : environ 2

Ingrédients

75 g de bleuets
3 c. à soupe de compote de pommes (non sucrée)
200 ml de lait écrémé, froid
30 g de yogourt 1 % de matières grasses
½ sachet d'aspartame
1 feuille de menthe fraîche

Préparation

- Réserver quelques bleuets pour la décoration.
- Passer les bleuets, la compote de pommes, le lait et le yogourt au mélangeur. Mélanger le tout pendant vingt secondes ou jusqu'à ce que la préparation soit bien homogène. Verser dans un grand verre, décorer avec quelques bleuets et la feuille de menthe.

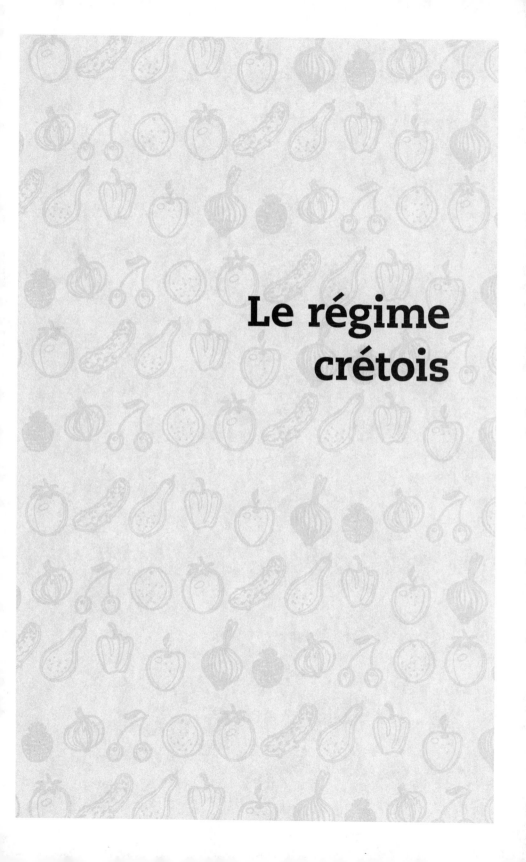

Le régime crétois

L'origine

La Crète est une petite île grecque de la Méditerranée qui fut, aux IIIᵉ et IIᵉ millénaires avant Jésus-Christ, le berceau d'une brillante civilisation, la civilisation minoenne, dont on peut encore observer les vestiges dans les palais de Cnossos, Phaistos et Malia.

C'est là où fut élevé Zeus, le roi des dieux de la mythologie grecque, là où vécurent le roi Minos, Thésée et Ariane, c'est là que Dédale construisit son fameux labyrinthe. Au XXᵉ siècle cependant, ce qui attira l'attention du monde, c'est la santé exceptionnelle et la longévité de ses habitants.

Tout débuta après la Seconde Guerre mondiale, avec le désir du gouvernement grec d'améliorer les conditions de vie et l'état de santé de ses habitants, notamment ceux de l'île de Crète. La Fondation Rockefeller fut mandatée pour réaliser une vaste enquête épidémiologique afin de déterminer ce qu'il fallait changer dans l'alimentation de la population. Mais les chercheurs, à leur grande surprise, constatèrent que les Crétois, malgré une nourriture pauvre en protéines animales, très différente de celle des Américains, ne souffraient nullement de malnutrition et n'avaient au contraire rien à envier aux Américains.

On connaissait déjà les liens qui existaient entre des taux élevés de cholestérol et les maladies cardiovasculaires. En 1956, le nutritionniste américain Ancel Keys entreprit d'en fournir la preuve en menant une vaste étude comparative sur la mortalité due aux maladies coronariennes et les habitudes alimentaires de sept pays : la Finlande, les États-Unis, la Hollande, l'Italie, la Yougoslavie, la Grèce (Corfou), le Japon et la Crète. Chaque pays s'engageait à suivre pendant plusieurs années un groupe de mille hommes âgés de 40 à 60 ans, en étudiant l'influence de leurs habitudes alimentaires sur les accidents cardiaques pouvant survenir. Cette enquête fut nommée L'étude des 7 pays.

Après 10 ans, les Crétois affichaient le taux de mortalité le plus bas alors que, contrairement à tous les principes que l'on avait cru pouvoir établir jusque-là, leur taux de cholestérol était parmi les plus élevés. On parla alors du «miracle crétois», tant paraissait mystérieux le faible taux de mortalité causée par les maladies cardiovasculaires de ces gens qui consommaient une si grande quantité d'huile. Pourquoi les Crétois avaient-ils une espérance de vie supérieure à celle d'autres peuples méditerranéens qui, eux, avaient un taux de cholestérol très bas? Quel était le secret de cette longévité exceptionnelle? La situation géographique de l'île, le mode de vie traditionnel de ses habitants, l'hérédité?

Le mystère fut enfin éclairci par l'étude menée par le biologiste Serge Renaud et le cardiologue Michel de Lorgeril, à partir de 1988, sur 600 patients de l'hôpital cardiovasculaire de Lyon. Serge Renaud soupçonnait en effet l'alimentation d'être la clé du miracle crétois. Un premier groupe de patients suivait le régime recommandé alors par les cardiologues et l'American Heart Association, qui visait essentiellement à réduire le taux de cholestérol en remplaçant les graisses d'origine animale par celles d'origine végétale. Un deuxième groupe suivait le régime crétois.

Au bout de deux ans seulement, les chercheurs constatèrent une baisse significative (70%) du nombre d'infarctus chez les patients suivant le régime crétois, ainsi que trois décès seulement d'origine cardiaque contre 16 décès chez les autres patients. Par ailleurs, les analyses de sang des sujets soumis au régime crétois présentaient des taux plus élevés d'éléments protecteurs comme les vitamines C et E, les acides gras oméga-3 ainsi que des taux d'éléments nocifs très bas.

La preuve était faite: c'était bien le régime alimentaire des Crétois qui était la source de leur longévité.

Les personnes ciblées

Le régime crétois s'adresse à tous ceux qui veulent vivre en bonne santé ou qui veulent augmenter leur énergie. De plus, il contribue à freiner la dégénérescence des cellules, responsable du vieillissement.

En offrant un large éventail d'aliments contenant des nutriments antioxydants, il est efficace pour la prévention ou la rémission de certains cancers – et plus particulièrement ceux du poumon, de la gorge, du sein, de l'estomac et du colon.

Des études ont révélé qu'il est particulièrement bénéfique pour les personnes qui ont souffert d'une maladie cardiovasculaire (infarctus, accident vasculaire cérébral, thrombose, artérite) ou qui présentent un facteur de risque (hypertension,

LA DESCRIPTION

« Laissez-moi vous décrire l'homme qui vit sur l'île de Crète. Il est berger, agriculteur. Il marche vers son travail dans la lumière douce de la Crète, au milieu des cigales qui chantent, dans la paix de sa terre…

Son repas à la maison est composé d'aubergines, de champignons, de légumes croquants accompagnés de pain trempé dans l'huile d'olive. Une fois par semaine, il mange un peu d'agneau ou de poulet, deux fois par semaine, du poisson. D'autres repas chauds consistent en légumes secs avec de la viande et des condiments. Le mets principal est suivi d'une salade, de dattes, de gâteaux turcs, de noix ou de fruits frais. Du vin local complète ce menu varié et savoureux…

Dans sa vieillesse, il s'assoit dans la lumière dorée du soleil couchant. Il est beau, rude, aimable et viril. Il a le risque le plus bas d'accident coronarien, le taux de mortalité le plus bas et l'espérance de vie la plus longue du monde occidental. »

Henri Blackburn, cité par Serge Renaud in *Le régime santé*, page 13, Éditions Odile Jacob, Paris, 1995.

athérosclérose, diabète, hypercholestérolémie), car il contient une forte proportion d'éléments qui contribuent à la bonne santé des artères, régulent la tension artérielle et empêchent la formation de caillots dans le sang (voir en annexe le tableau 3, page 181).

Le régime crétois n'est pas à proprement parler un régime pour ceux qui veulent perdre du poids mais, grâce à une abondance de fruits et de légumes, qui contrôlent l'apport calorique, et à une faible proportion de sucres, il est tout indiqué pour éviter de grossir.

Les principes du régime crétois sont les bases de l'alimentation traditionnelle des habitants de la Crète depuis des siècles, c'est-à-dire :

- Consommer chaque jour une grande quantité de fruits et de légumes, de préférence crus, des céréales, du fromage ou du yogourt, des légumineuses.
- Manger du poisson trois ou quatre fois par semaine.
- Manger des œufs trois ou quatre fois par semaine.
- Manger de la viande seulement une ou deux fois par semaine et presque exclusivement de la viande blanche – volaille, lapin, canard.
- Préférer l'huile d'olive à tout autre corps gras, que ce soit pour la cuisson ou pour l'assaisonnement.
- Boire beaucoup d'eau, un ou deux verres de vin aux repas.
- Consommer de la viande rouge avec modération : pas plus d'une fois par semaine.
- Consommer peu de sucre blanc, mais plutôt du miel.
- Utiliser beaucoup d'herbes aromatiques.

Portions quotidiennes moyennes recommandées

Aliments	Grammes/ jour
Fruits	450
Huile d'olive	95
Légumes verts	190
Légumes secs	30
Poisson ou viande	50
Vin rouge	15

Les aliments-vedettes – Les aliments interdits

	Les vedettes	Les interdits
Légumes	Aubergines, brocoli, carottes, chou, courges, courgettes, légumes vert foncé, maïs, oignons, poivrons, salade, tomates	
Fruits frais	Abricots, avocats, bleuets, cantaloup, citrouille, figues, fraises, framboises, kiwis, mangues, melon d'eau, oranges, pêches, pamplemousses roses	
Fruits secs et graines	Amandes, arachides, noisettes, noix, olives, lin, sésame, tournesol	
Plantes sauvages	Ail, basilic, camomille, chicorée, estragon, feuille d'artichaut, gingembre, ginseng, lavande, persil, pissenlit, romarin, sauge, safran, tilleul	
Légumineuses	Fèves, haricots secs, lentilles, pois chiches, soya	

	Les vedettes	**Les interdits**
Céréales et pain	Avoine, blé, millet, riz, pain complet	
Pâtes	Complètes	
Poissons et fruits de mer	Anchois, crevettes, hareng, maquereau, saumon, thon	
Viandes	Volaille, lapin, canard	viande rouge, porc
Produits laitiers	Fromages et yogourt de brebis et de chèvre	Beurre, crème, lait de vache
Huiles	Huile d'olive	
Boissons	Eau, vin rouge	Boissons gazeuses
Autres		Sucre, croustilles

Les points forts - Les points faibles

- C'est un régime équilibré excellent pour la santé puisqu'il comble tous les besoins de l'organisme en nutriments.
- Il aide à prévenir les maladies cardiovasculaires et le cancer.
- Il fait l'unanimité parmi les nutritionnistes, diététistes et médecins.
- Ce régime jouit pleinement de toutes ses vertus lorsque la qualité des aliments est à son maximum. Cela peut présenter un handicap l'hiver, où, trop souvent, les fruits et les légumes importés finissent leur maturation dans nos cuisines plutôt que sous le soleil.
- Les inconditionnels de la cuisine traditionnelle risquent de souffrir du peu de place faite aux viandes et au sucre !

LE MENU DU JOUR

MATIN
Jus de fruits frais
Une ou deux tranches de pain (complet, de seigle,
aux céréales) ou un bol de céréales
Un yogourt ou un œuf
Café, thé ou tisane

MIDI
Légumes crus ou laitue à l'huile d'olive et au citron
Environ 100 g de viande blanche ou 200 g de poisson,
de fruits de mer ou d'escargots
Environ 100 g de pâtes ou de riz
Environ 100 g de légumes cuits
Fruits frais, secs ou séchés
Une ou deux tranches de pain
Eau, vin rouge (1 ou 2 verres) ou tisane

SOIR
Soupe aux légumes ou légumes crus à l'huile d'olive
et au citron
Environ 100 g de légumineuses, de pâtes ou de riz
Environ 100 g de fromage ou 150 g de yogourt
Fruits frais, secs ou séchés
Eau, vin rouge (1 ou 2 verres) ou tisane

COLLATION
Jus de fruits, fruits frais, fruits secs, fruits séchés
ou légumes crus

QUELQUES RECETTES
INSPIRÉES DU RÉGIME CRÉTOIS

UNE ENTRÉE

Carottes râpées aux noix et aux raisins secs

Préparation: 15 min
Pour 4 personnes

Ingrédients

5 carottes
25 ml de noix hachées
50 ml de raisins secs
1 c. à soupe de persil haché
½ citron
3 c. à soupe d'huile d'olive
Au goût Sel et poivre

Préparation

- Hacher les carottes et les mettre dans un saladier.
- Ajouter les noix, les raisins et le persil, puis mélanger délicatement.
- Presser le citron au-dessus d'un petit bol, incorporer l'huile d'olive, le sel et le poivre. Mélanger, verser sur les carottes, puis mélanger le tout de nouveau.

UN PLAT

Ragoût de lentilles

Préparation : 30 min
Cuisson : 50 min
Pour 4 personnes

Ingrédients

350 g de lentilles
2 oignons
2 gousses d'ail
2 carottes
1 poivron vert
2 tomates
4 c. à soupe d'huile d'olive
1 c. à thé de poivre de Cayenne
1 pincée de thym
2 feuilles de laurier

Préparation

- Peler les oignons et les gousses d'ail et les hacher.
- Enlever la pelure des carottes et laver le poivron.
- Plonger les tomates dans l'eau bouillante pendant 30 secondes, puis enlever la pelure. Couper les poivrons en lanières.
- Couper les carottes et les tomates en dés.
- Rincer les lentilles et les faire cuire dans 1 litre d'eau bouillante pendant 5 minutes.
- Jeter l'eau de cuisson, ajouter 1 litre d'eau et porter à ébullition.
- Ajouter les légumes, l'huile, le poivre de Cayenne et laisser mijoter pendant environ 35 minutes.
- Ajouter le thym et le laurier et laisser cuire encore 10 minutes.
- Servir bien chaud.

Sorbet de citron

Préparation: 25 min la veille; 15 min le jour même
Pour 4 personnes

Ingrédients
4 citrons
50 ml de miel
50 ml d'eau
50 ml de yogourt

Préparation
- Couper chaque citron en deux dans le sens de la largeur, presser le jus et réserver.
- Bien évider l'intérieur des citrons.
- Tailler légèrement la base pour que les citrons se tiennent droit.
- Passer le jus de citron, le miel et l'eau au robot culinaire.
- Incorporer le yogourt et mélanger.
- Verser le mélange dans un contenant hermétique et congeler.
- Le lendemain, passer le sorbet dans le robot culinaire, verser dans les citrons et congeler jusqu'au moment de servir.

Le régime des groupes sanguins

L'origine

Le régime des groupes sanguins, c'est un peu l'histoire d'un fils et de son père. Alors qu'il était étudiant à l'université, l'Américain Peter D'Adamo exposa pour la première fois une théorie, théorie qui avait été intuitivement découverte par son père quelques années plus tôt et selon laquelle le groupe sanguin porte en lui la clé du mystère de la santé et de la maladie. L'intuition du père, James D'Adamo, était la suivante : le sang étant le principal vecteur des nutriments vers les cellules du corps humain, il existe certainement un lien entre le sang et l'alimentation. Cette intuition servit à Peter d'hypothèse de départ pour soutenir sa thèse de doctorat en médecine naturelle (la naturopathie) à l'Université Bastyr, à Seattle (Washington), en 1982.

Ses recherches, présentées quelques années plus tard, en 1989, lors du congrès annuel de l'Association des naturopathes américains, firent l'effet d'une bombe dans les milieux de la nutrition. En 1996, Peter D'Adamo, visant un public plus large, publiait son ouvrage intitulé *4 groupes sanguins, 4 régimes*, qui allait devenir rapidement la référence des régimes sanguins. Cet ouvrage connaît, depuis sa sortie, un énorme succès partout dans le monde.

Selon l'auteur, il n'existe ni bons ni mauvais modes de vie, mais seulement de bons et de mauvais choix par rapport à ce que nous sommes. Et le groupe sanguin, au même titre que les empreintes digitales, la couleur des yeux ou des cheveux, est un des éléments importants de ce qui nous définit. Il constitue en quelque sorte l'empreinte de nos ancêtres en nous. Chaque individu posséderait un groupe sanguin contenant le message génétique de l'alimentation et du mode de vie de ceux du même groupe sanguin qui l'ont précédé.

Si nous sommes du groupe O, par exemple, nous jouissons, à l'instar de nos lointains aïeux, les chasseurs-cueilleurs de Cro-Magnon, d'un système immunitaire fort et combatif et d'un système digestif solide. Comme eux, notre taux d'acide gastrique est très élevé, ce qui nous permet – car cela le leur a permis, à eux – de tirer la plupart de nos nutriments de la viande rouge et d'assimiler efficacement les aliments d'un régime hyperprotéiné. Il suffisait d'y penser.

Notre corps, plus précisément notre système immunitaire et notre tube digestif, préfère, même encore aujourd'hui, les aliments dont les ancêtres de notre groupe sanguin se nourrissaient voilà des dizaines de milliers d'années. Selon les observations du naturopathe D'Adamo, les porteurs du groupe A, par exemple, apparus dans l'histoire de l'humanité en même temps que l'agriculture, posséderaient un système digestif parfaitement adapté à une alimentation riche en céréales et en produits de la terre. Par contre, contrairement au groupe O, ils auraient du mal à supporter les viandes rouges.

Les personnes ciblées

Étant donné que chacun d'entre nous a un groupe sanguin, ce régime est universel; il s'adresse à tous sans distinction de race, de sexe, d'âge et quelle que soit sa condition physique. Pour ses adeptes et ses défenseurs, il est bénéfique pour tous, les buts du régime étant les suivants: être bien dans sa peau, maintenir un poids idéal et ralentir le processus de vieillissement. La publicité faite sur ses effets à court terme (accroissement de l'énergie et disparition des troubles digestifs) et à moyen terme (élimination des toxines, combat de certaines maladies) lui attire depuis quelques années un large public.

Pour suivre le régime des groupes sanguins, il suffit tout simplement, comme son nom l'indique, de connaître son propre groupe sanguin. Si vous l'ignorez, votre dossier médical chez votre médecin de famille devrait normalement contenir cette information. Si ce n'est pas le cas, vous pouvez vous présenter à une clinique pour donner du sang ou faire faire l'analyse dans un laboratoire. Connaître son groupe sanguin est très utile, voire essentiel si un jour vous êtes dans l'obligation de recevoir du sang de façon urgente.

Il existe chez les êtres humains quatre groupes sanguins : le groupe O, le groupe A, le groupe B et le groupe AB. Leur nom correspond aux antigènes dont les globules rouges sont porteurs. Les globules rouges du groupe A possèdent les antigènes A, ceux du groupe B, les antigènes B, ceux du groupe AB, les antigènes A et B. Ceux du groupe O ne possèdent aucun (0) antigène. Dans chacun des groupes, la présence ou l'absence d'une substance à la surface du globule rouge détermine si on est Rh positif (+) ou négatif (-). Ainsi, chacun d'entre nous appartient à un groupe sanguin, soit O-, O+, B-, B+, A-, A+, AB- ou AB+.

Il est intéressant de noter que les groupes sanguins ne sont pas apparus en même temps dans l'histoire de l'humanité et qu'ils ne sont pas répartis également entre les humains (voir en annexe le tableau 4, page 182). Le groupe O, par exemple, est le plus ancien groupe sanguin et le plus répandu dans le monde. Il est apparu quelque part en Afrique entre 40 000 ans et 25 000 ans avant notre ère. Le groupe AB, en revanche, est le plus récent – il est apparu en Europe à la fin de l'Empire romain – et il est le plus rare.

La description

Les aliments que l'on mange contiennent des protéines, appelées lectines, qui provoquent une réaction chimique dans le sang et qui ont des propriétés agglutinantes. Lorsque les lectines entrent en contact avec les antigènes sanguins et qu'elles sont incompatibles, elles se mettent alors à agglutiner des cellules sanguines sur un organe (les reins, le foie, etc.). Elles peuvent ainsi encrasser tout le mécanisme et nuire à la digestion, à la production d'insuline, à l'équilibre hormonal.

Sans entrer dans les détails biochimiques, ce qu'un petit survol comme nous le faisons ici ne nous permet pas, retenons

que certains aliments sont bénéfiques pour certains groupes sanguins alors qu'ils sont nuisibles à d'autres. En consommant des
aliments qui nous sont bénéfiques et en évitant ceux qui nous
sont nuisibles, nous aidons notre système digestif et immunitaire
à atteindre un meilleur équilibre.

Le groupe O – LE CHASSEUR

Le groupe O, comme son lointain ancêtre le chasseur, est un
mangeur de viande. Les individus de ce groupe possèdent un
système immunitaire agressif et hyperactif ainsi qu'un système
digestif robuste avec un taux d'acide gastrique élevé. Ils ont
donc besoin d'un régime riche en protéines et en lipides, et
pauvre en glucides.

Leur alimentation se composera surtout de viande, de
volaille et de poisson. Ils peuvent manger aussi des légumes et
des fruits, mais pas n'importe lesquels. Ils devront cependant
éviter les produits laitiers et les céréales, y compris le pain. Le
sucre et le miel ne leur sont pas nuisibles, mais ils doivent en
limiter la consommation.

Le groupe A – LE CULTIVATEUR

Le groupe A, comme son ancêtre le cultivateur, est un parfait
végétarien. Les individus de ce groupe ont un tube digestif plutôt
sensible. Ils ont besoin d'aliments naturels frais, issus autant que
possible de l'agriculture biologique.

Leur alimentation se composera surtout de légumes et de
fruits, crus ou cuits. Ils peuvent manger aussi du pain et des
céréales, en privilégiant les céréales complètes, riches en nutriments. Ils peuvent consommer du poisson et des fruits de mer,
mais en quantité limitée. Ils devront cependant éliminer toute
viande de leur alimentation, quoiqu'ils puissent consommer du
poulet à l'occasion.

Le groupe B – LE NOMADE

Le groupe B, comme son ancêtre le nomade, mange de tout. Les individus de ce groupe ont adopté un régime de compromis entre le monde végétal et le monde animal. Le maître mot chez eux dans le domaine de la nutrition est « équilibre ».

Leur alimentation se composera de viande rouge autre que le bœuf par exemple de l'agneau, du mouton ou du lapin. Quoiqu'ils puissent manger de la dinde, qui ne leur est ni nuisible ni bénéfique, ils devront renoncer complètement au poulet. Les poissons sont excellents pour eux, surtout ceux des mers froides, mais ils doivent fuir les crustacés. L'antigène du groupe B est aussi présent dans le lait ; ils peuvent donc consommer sans problème des produits laitiers.

Le groupe AB – L'ÉNIGME

Le groupe AB, le plus rare des groupes sanguins, est apparu très récemment dans l'histoire humaine et il est considéré comme une énigme. Les individus de ce groupe possèdent, comme le groupe A, un tube digestif plutôt sensible et leur système immunitaire, comme le groupe B, est vigoureux et tolérant. Leur régime alimentaire s'inspire d'ailleurs autant du groupe A que du groupe B.

Leur alimentation se composera de viande, mais pas trop, car leur estomac ne sécrète pas assez de suc gastrique pour bien digérer un excès de protéines animales. Ils devront eux aussi se priver de poulet. Ils n'ont aucun problème avec les poissons et les crustacés. Les laitages sont excellents pour eux ainsi que certains fruits et légumes.

Les aliments-vedettes - Les aliments interdits

Groupe O

	Les vedettes	Les interdits
Légumes	Artichauts, betteraves, brocoli, chou, laitue, oignons, panais, patates douces, citrouille, épinards, poivrons rouges	Avocats, chou-fleur, concombre, maïs, poireaux, pommes de terre
Fruits frais	Bananes, cerises, figues, mangues, bleuets, prunes, pruneaux	Clémentines, kiwis, melon, mûres, noix de coco, olives noires, oranges
Fruits secs et graines	Noix	Cacahuètes, noix de cajou
Légumineuses		Haricots rouges, lentilles
Poissons et fruits de mer	Esturgeon, flétan, hareng, morue, sole, thon, truite arc-en-ciel	Saumon fumé
Viandes	Agneau, bœuf, cœur, foie (de veau), mouton, veau	Bacon, jambon, porc
Produits laitiers	Beurre, fromage de chèvre, mozzarella, œufs	Lait, yogourt
Boissons	Eau, eau gazeuse, thé vert	Alcool, café, soda, thé noir, vin blanc

Groupe A

	Les vedettes	Les interdits
Légumes	Artichauts, brocoli, carottes, chou, luzerne, navets, oignons, panais, poireaux, citrouille, épinards	Aubergines, champignons, patates douces, poivrons, pommes de terre, tomates
Fruits frais	Abricots, ananas, bleuets, cerises, figues, prunes, pruneaux	Bananes, cantaloup, clémentines, mangues, melon, noix de coco, olives noires, oranges, rhubarbe, tangerines
Fruits secs et graines	Figues, raisins	
Légumineuses	Fèves de soya, flageolets, lentilles, tofu	Haricots rouges, pois chiches
Céréales et pain		Couscous, orge
Poissons et fruits de mer	Carpe, maquereau, morue, truite de mer	Anchois, flétan, hareng, saumon fumé, sole
Viandes		Toutes les viandes
Produits laitiers		Beurre, fromage, lait
Boissons	Café, eau, thé vert, vin rouge	Alcool, bière, soda, eau gazeuse, thé

Groupe B

	Les vedettes	Les interdits
Légumes	Aubergines, betteraves, brocoli, carottes, chou, chou-fleur, panais, patates douces, poivrons	Artichauts, avocats, citrouille, maïs, radis, rhubarbe, tomates
Fruits frais	Ananas, bananes, canneberges, prunes, raisins	Grenades, noix de coco

	Les vedettes	Les interdits
Légumineuses	Haricots rouges	Lentilles, pois chiches
Céréales et pain	Flocons d'avoine	Couscous, orge
Poissons et fruits de mer	Esturgeon, flétan, maquereau, morue, sardine, saumon, sole	Saumon fumé, truite
Viandes	Agneau, lapin, mouton	Bacon, cœur, jambon, porc, poulet
Produits laitiers	Fromage cottage, lait, yogourt	Crème glacée
Boissons	Thé vert	

Groupe AB

	Les vedettes	Les interdits
Légumes	Ail, aubergines, betteraves, brocoli, chou, chou-fleur, concombre, panais, patates douces	Artichauts, avocats, maïs, radis
Fruits frais	Ananas, canneberges, cerises, citrons, figues, pamplemousses, prunes, raisins	Bananes, grenades, noix de coco, oranges
Fruits secs et graines	Figues, noix	Noisettes
Légumineuses		Fèves, pois chiches
Céréales et pain	Riz blanc, riz sauvage, riz soufflé	Flocons de maïs, tapioca
Poissons et fruits de mer	Doré, esturgeon, maquereaux, morue, saumon, thon	Anchois, anguille, sole, truite
Viandes	Agneau, dinde, lapin, mouton	Bacon, bœuf, cheval, cœur, jambon, porc, poulet, veau

	Les vedettes	Les interdits
Produits laitiers	Blanc d'œuf, fromage de chèvre, mozzarella, yogourt	Beurre, crème glacée, lait
Boissons	Thé vert, vin rouge	Alcool, café, sodas, thé

Les points forts - Les points faibles

- L'hypothèse de départ sur laquelle s'est construit le régime des groupes sanguins est pour le moins originale et fort attirante.
- À regarder de près les aliments qui en composent les menus, on constate que c'est un régime assez équilibré et sans risque pour la santé.
- Quoique ce ne soit pas un régime pour maigrir, il est efficace pour perdre du poids assez rapidement mais, comme la plupart des régimes, on ne doit pas retomber dans ses anciennes habitudes, car la reprise est fulgurante.
- Dans la publicité et la documentation diffusées par les promoteurs de ce régime, de nombreux témoignages démontrent qu'en plus de faire perdre du poids, ce régime peut aussi accroître le niveau d'énergie et combattre certaines allergies et maladies.
- Pour une personne qui vit seule, le régime des groupes sanguins est relativement facile à suivre. Pour une famille dans laquelle vivent des porteurs de deux ou trois groupes sanguins différents, c'est une autre paire de manches.
- La principale contestation du régime des groupes sanguins vient de la communauté scientifique. Toute la théorie du naturopathe D'Adamo s'appuie sur la présence de protéines (lectines) réagissant différemment selon le groupe sanguin. Cette théorie est fortement contestée dans le milieu médical.

Le menu du jour

Groupe O

Matin	Midi	Collation	Soir
Œufs Pain de céréales Confiture Jus d'ananas Thé vert ou tisane	Bœuf ou poulet Légumes crus Pain de seigle Fruits Eau	Fruits secs (dattes, figues ou prunes) Eau gazeuse, thé vert ou tisane	Poisson Légumes cuits Eau (bière à l'occasion)

Groupe A

Matin	Midi	Collation	Soir
Céréales avec lait de soya Jus de pamplemousse Café ou thé vert	Légumes crus en salade Pain de seigle Fruits Eau ou tisane	Fruits ou galette de riz avec du beurre d'arachide Thé vert ou tisane	Poisson ou pâtes Légumes cuits Fruits et yogourt Eau ou vin rouge

Groupe B

Matin	Midi	Collation	Soir
Céréales avec lait écrémé Fruits ou jus de fruits Café ou thé vert	Fromage ou thon Crudités Pain d'épeautre Fruits Eau ou thé vert	Fruits ou yogourt Café ou thé vert	Agneau ou poisson Riz ou pâtes Légumes cuits Fruits Eau ou vin

Groupe AB

Matin	Midi	Collation	Soir
Citron pressé chaud	Dinde ou tofu	Yogourt ou fruits	Œufs, lapin ou poisson
Granola avec lait de soya	Légumes crus ou cuits	Thé vert ou tisane	Légumes cuits
La moitié d'un pamplemousse	Fruits		Riz
Café ou thé vert	Eau ou thé vert		Eau ou vin rouge

QUELQUES RECETTES INSPIRÉES DU RÉGIME DES GROUPES SANGUINS

GROUPE O
Gigot d'agneau aux pruneaux

Préparation : 20 min
Temps de cuisson : environ 1 h
Pour 4 personnes

Ingrédients

1 gigot de 1 kg
12 pruneaux
3 gousses d'ail
4 c. à soupe d'huile d'olive
½ c. à thé de curcuma
1 c. à thé de thym
Au goût Sel

Préparation

- Préchauffer le four à 170 °C.
- Dégraisser le gigot et l'éponger, puis le déposer dans un plat graissé, juste assez grand pour le contenir.
- Couper les gousses d'ail en quatre dans le sens de la longueur et en piquer le gigot.
- Mélanger l'huile, le curcuma, le thym et le sel, puis badigeonner le gigot de ce mélange.
- Répartir les pruneaux autour du gigot.
- Cuire au four environ une heure (il est préférable de ne pas trop cuire le gigot d'agneau).
- Au sortir du four, couvrir le gigot d'une feuille de papier d'aluminium et le laisser reposer de 5 à 10 minutes avant de servir.

GROUPE A
Soupe de légumes au tofu

Préparation : 30 min
Temps de cuisson : 30 min
Pour 4 personnes

Ingrédients

1 c. à soupe d'huile d'olive
1 oignon
1 poireau
2 carottes
1 navet
250 ml de brocoli
250 g d'épinards
500 g de tofu
1 L de bouillon de légume
1 c. à soupe de coriandre fraîche hachée
Au goût Sel

Préparation

- Couper les légumes en julienne et le tofu en cubes.
- Faire chauffer l'huile à feu moyen dans une grande casserole.
- Faire revenir l'oignon et le poireau environ 3 minutes.
- Ajouter les carottes et le navet.
- Verser le bouillon de légumes, saler et porter à ébullition.
- Baisser le feu et laisser mijoter 20 minutes ou jusqu'à ce que les légumes soient tout juste tendres.
- Ajouter le brocoli, les épinards et le tofu, puis faire cuire 5 minutes.
- Parsemer de coriandre au moment de servir.

GROUPE B

Fettuccini Alfredo aux poivrons rouges

Préparation : 15 min
Temps de cuisson : 15 min
Pour 4 personnes

Ingrédients

250 g de fettuccinis
2 c. à soupe d'huile d'olive
½ poivron rouge
250 ml de babeurre
250 ml de parmesan râpé
2 c. à soupe de basilic frais ou **1 c. à thé** de basilic séché

Préparation

- Couper le poivron en fines lanières.
- Faire chauffer 1 c. à soupe d'huile dans une poêle et faire revenir les lanières de poivron à feu moyen pendant environ 5 minutes. Réserver.
- Cuire les fettuccinis *al dente* dans une grande casserole.
- Les égoutter sans les rincer et les remettre dans la casserole. Ajouter 1 c. à soupe d'huile d'olive et remuer pour bien imprégner les pâtes.
- Ajouter les poivrons et mélanger délicatement. Ajouter le babeurre et le parmesan, puis réchauffer en remuant, à feu moyen, pendant environ 2 minutes. Garnir de basilic au moment de servir.

GROUPE AB

Dinde braisée aux canneberges et aux noix

Préparation: 15 min
Temps de cuisson: environ 10 min
Pour 4 personnes

Ingrédients

500 g de poitrine de dinde
1 c. à soupe d'huile d'olive
75 ml de bouillon de légumes
175 ml de noix de Grenoble hachées
175 ml de canneberges séchées
1 c. à soupe de persil haché
Au goût Sel

Préparation

- Trancher la dinde en lanières.
- Chauffer l'huile dans une poêle à feu moyen et y faire revenir la dinde environ 3 minutes.
- Verser le bouillon de légumes et porter à ébullition, puis réduire le feu, ajouter les noix et les canneberges et laisser mijoter 10 minutes.

Le régime Atkins

L'origine

Dans sa *Physiologie du goût*, le gastronome français A. Brillat-Savarin écrivait en 1825 : « C'est par des discours semblables que j'éclaircissais une théorie dont j'avais pris les éléments hors de l'espèce humaine ; savoir, que la corpulence graisseuse a toujours pour principale cause une diète trop chargée d'éléments féculents et farineux, et que je m'assurais que le même régime est toujours suivi du même effet. Effectivement, les animaux carnivores ne s'engraissent jamais (voyez les loups, les chacals, les oiseaux de proie, le corbeau, etc.). Les herbivores s'engraissent peu, du moins tant que l'âge ne les a pas réduits au repos ; et au contraire ils s'engraissent vite et en tout temps, aussitôt qu'on leur a fait manger des pommes de terre, des grains et des farines de toute espèce. »

Un siècle et demi plus tard, en 1955, l'Américain Robert C. Atkins (1930 – 2003) reçoit son diplôme en médecine de la prestigieuse Cornell University Medical School. C'est un jeune homme curieux, à l'esprit vif, drôle, qui a toujours réponse à tout : il confiera lors d'une entrevue qu'il exerçait le métier d'humoriste avant de choisir la médecine ! Après avoir travaillé comme médecin résident spécialisé en cardiologie dans plusieurs hôpitaux de la ville de New York, il y établit une pratique privée en 1960. Quelques années plus tard, fort d'observations sur ses propres patients ainsi que d'expériences menées en clinique, il commence à rédiger une série d'articles qui seront publiés dans le *Journal of the American Medical Association*. Le livre qui en découle, *Dr. Atkins' Diet Revolution*, publié en 1972, provoquera un remous dans le milieu hermétique nord-américain des sciences de la nutrition.

Le régime du Dr Atkins appartient à l'ensemble des régimes alimentaires pauvres en hydrates de carbone, mais riches en matières grasses. Ces régimes – « The Zone », « Sugar Busters » et « Protein Power », pour n'en nommer que quelques-uns – défendent tous la même thèse : ce ne serait pas la consommation de matières grasses qui rendrait obèse, mais plutôt celle des hydrates de carbone, soit les sucres dans toutes leurs manifestations. Si nous mangions moins d'hydrates de carbone, nous perdrions du poids et vivrions mieux et plus longtemps.

Le régime du Dr Atkins a connu un succès foudroyant en Amérique du Nord. Encore aujourd'hui, plus de trente ans après la sortie du livre, il tient toujours le haut du pavé chez nos voisins du sud, au point de devenir le régime le plus populaire et le plus suivi. Près de 4 % de la population, soit plus de onze millions d'individus, suit actuellement aux États-Unis un régime riche en protéines et en matières grasses (les graisses animales et végétales), mais faible en hydrates de carbone. La deuxième édition du livre, intitulée *Dr. Atkins' New Diet Revolution* (1992, mise à jour en 1999), s'est vendue à plus de dix millions d'exemplaires dans le monde et figure parmi les cinquante plus gros succès mondiaux de tous les temps. Comment ce régime a-t-il bien pu inspirer un tel engouement?

L'idée de départ du Dr Atkins est pourtant bien simple et a pu même paraître à première vue « contre-intuitive ». L'excès de poids ne serait pas dû au fait que l'on mange trop, mais serait plutôt l'effet d'un déséquilibre de notre métabolisme alimentaire, déséquilibre produit par une surconsommation de sucres (glucides).

Les personnes ciblées

Le régime Atkins est un programme d'alimentation qui s'articule autour d'une série de principes simples mais inflexibles. Il vise les personnes souhaitant une perte rapide de poids, mais qui ne peuvent pas ou ne veulent pas se passer de certains aliments riches en graisses animales, tels les fromages et les viandes. Ce régime convient aux individus qui souhaitent manger à leur faim, sans limiter les quantités ni compter les calories, et à tous ceux qui recherchent un régime facile à comprendre et à suivre, aux étapes bien délimitées. Le régime Atkins peut convenir également aux personnes souffrant de prédiabète ou de diabète de type II. Il n'est pas recommandé cependant aux personnes qui souffrent d'une maladie rénale, aux femmes enceintes et aux mères qui allaitent.

La description

On peut résumer la méthode Atkins en disant qu'elle recommande avant tout la libre consommation de protéines, sous forme de volaille, poisson, fruits de mer, œufs et viande rouge, et de matières grasses naturelles pures : beurre, mayonnaise, fromage, huiles d'olive, de tournesol et de carthame, de préférence pressées à froid. Le régime exclut tous les aliments qui peuvent contenir des sucres : céréales, féculents, fruits, produits additionnés de sucres et produits laitiers comme le lait, le yogourt et la crème glacée. Qu'il s'agisse d'hydrates de carbone complexes (ceux que notre organisme assimile lentement, les légumineuses et le riz brun, par exemple) ou d'hydrates de carbone raffinés (ceux qui sont assimilés plus rapidement, tels les farines blanches, les boissons gazeuses ou les aliments additionnés de sucre), Atkins les bannit tous ! En revanche, la consommation de viande, de poisson, de graisses animales et végétales, d'œufs et de légumes verts est presque illimitée. Ce sont les glucides qui entraînent la sécrétion d'insuline, ce qui favorise le stockage des graisses. En les éliminant, on peut consommer à volonté les protéines et les graisses tout en perdant du poids.

Le régime Atkins est divisé en quatre étapes bien distinctes, chacune caractérisée par ses interdits propres.

1. «L'induction»

La première étape du régime, l'induction, est marquée par une perte de poids draconienne et étonnamment rapide.

Au début du régime, la méthode nous autorise une omelette au jambon, des crevettes grillées, un steak au poivre, mais seulement 20 grammes d'hydrates de carbone par jour, soit l'équivalent d'une tasse de légumes verts, plus deux tasses de laitue! Le Dr Atkins prend soin néanmoins de recommander la prise de certains suppléments, dont les sources de fibres, telles les coques de psyllium, et des multivitamines. Par exemple, dans certains cas, on peut choisir de compléter le régime en ajoutant de l'huile de lin, de bourrache ou de poisson, en plus de multivitamines et de minéraux, ainsi que des concentrés de légumes verts comme l'asperge ou les algues.

L'induction provoque dans l'organisme un processus biologique appelé cétose. Il survient lorsqu'il manque à l'organisme une quantité suffisante de glucose obtenu à partir des hydrates de carbone consommés. Ainsi, le corps, ne parvenant pas à satisfaire ses besoins énergétiques à partir de sa consommation d'hydrates de carbone, doit s'approvisionner ailleurs: il commence à brûler surtout de la matière grasse (les lipides), d'où la perte de poids.

UN PETIT COURS DE CHIMIE EN 2011

Pourquoi interdire les hydrates de carbone? Une consommation excessive d'hydrates de carbone raffinés a pour effet de provoquer un taux élevé de glucose sanguin. Le glucose sanguin est normalisé, entre autres, par l'insuline, une hormone sécrétée par le pancréas. Si le taux de glucose sanguin est très élevé, le pancréas sécrète trop d'insuline. Le glucose pénètre alors dans les muscles et le foie, et les gras sont entreposés au lieu d'être oxydés. À long terme, l'exposition constante à l'insuline, en plus de conduire au diabète de type II, peut réduire la capacité de l'organisme d'éprouver la satiété et provoquer par le fait même une prise de poids.

UN PETIT COURS DE CHIMIE EN 1825

« La seconde des principales causes de l'obésité est dans les farines et fécules dont l'homme fait la base de sa nourriture journalière. Nous l'avons déjà dit, tous les animaux qui vivent de farineux s'engraissent de gré ou de force ; l'homme suit la loi commune. La fécule produit plus vite et plus sûrement son effet quand elle est unie au sucre : le sucre et la graisse contiennent l'hydrogène, principe qui leur est commun ; l'un et l'autre sont inflammables. Avec cet amalgame, elle est d'autant plus active qu'elle flatte plus le goût et qu'on ne mange guère les entremets sucrés que quand l'appétit naturel est déjà satisfait, et qu'il ne reste plus alors que cet autre appétit de luxe qu'on est obligé de solliciter par tout ce que l'art a de plus raffiné et le changement de plus tentatif.

La fécule n'est pas moins incrassante quand elle est charroyée par les boissons, comme dans la bière et autres de la même espèce. Les peuples qui en boivent habituellement sont aussi ceux où on trouve les ventres les plus merveilleux, et quelques familles parisiennes qui, en 1817, burent de la bière par économie, parce que le vin était fort cher, en ont été récompensées par un embonpoint dont elles ne savent plus que faire. »

(Brillat-Savarin, *Physiologie du goût*)

2. « La perte de poids continue »

Cette étape est caractérisée par une perte de poids régulière. On continue de manger viande et poisson, mais on augmente sa consommation d'hydrates de carbone quotidienne de 20 à 25 grammes la première semaine, de 30 grammes la semaine suivante, et ainsi de suite, jusqu'à ce que cesse la perte de poids. On soustrait alors 5 grammes d'hydrates de carbone tous les jours afin de continuer à perdre du poids.

3. « La prémaintenance »

Cette période est la transition tranquille entre la période de perte de poids et celle du maintien du poids souhaité. On réintroduit lentement et progressivement dans son alimentation certains aliments précédemment interdits. Lorsque le poids désiré est atteint, la consommation quotidienne d'hydrates de carbone passe à 40 ou 60 grammes, soit l'équivalent d'une tranche de pain, une tasse de légumes et un fruit.

4. « La maintenance à vie »

Une étape qui peut durer toute la vie. C'est la période où l'on apprend à maintenir son poids idéal ; si jamais un gain de plus de deux kilos est enregistré, l'individu doit recommencer le régime, en repartant de l'étape de l'induction.

Les aliments-vedettes et les aliments interdits

	Les vedettes	Les interdits
Légumes	Tous les légumes verts	Betteraves, carottes, gourganes, panais, pommes de terre, rutabaga
Fruits frais		Tous les fruits sont interdits pendant l'induction.
Fruits secs et graines		Les noix sont interdites pendant l'induction seulement.
Plantes sauvages	Basilic, thym, gingembre, romarin, ail, estragon, aneth, sauge, coriandre, persil	
Légumineuses		Fèves, pois chiches

	Les vedettes	**Les interdits**
Céréales et pain		Toutes les céréales sont interdites pendant l'induction ; dans les autres phases : pain blanc, farine blanche, riz blanc.
Poissons et fruits de mer	Tous les poissons et fruits de mer	
Viandes	Toutes les viandes et les volailles	
Produits laitiers	Fromage de lait, de vache, de chèvre, de brebis, beurre, crème	Lait
Huiles	D'olive, de bourrache, de sésame, de tournesol, de carthame et de noix de Grenoble	
Boissons	Eau, café et thé décaféinés, tisane, soda édulcoré au sucralose	Café, thé
Autres	Œufs, mayonnaise	Bonbons, biscuits, gâteaux, boissons aux jus de fruits, margarine

Les points forts et les points faibles

- Le grand avantage du régime Atkins est sans contredit le plus primaire : ce régime fait maigrir rapidement et très efficacement. Pendant l'étape d'induction, on peut perdre de 2 à 4 kilos la première semaine.
- Avec ce régime, on n'éprouve pas de sensation de faim, grâce aux protéines qui rassasient l'organisme et à la sécrétion de corps cétoniques qui fait diminuer l'appétit. Les gourmands ne se sentiront pas trop frustrés !

- Il est relativement simple à comprendre et à suivre, chez soi comme au restaurant.
- Autre élément sécurisant : le régime autorise trois repas réguliers par jour, ou bien cinq repas plus petits. Éveillé, on ne doit pas rester six heures sans manger.
- Dans ses premières étapes, le régime Atkins manque de fibres. Cette absence initiale de fibres, de fruits et la restriction des légumes sont liées à des carences en vitamines et en sels minéraux (sodium, potassium et calcium), ce qui entraîne la fatigue et la constipation.
- Certains symptômes sont reliés au phénomène de la cétose, qui pourrait causer à long terme des faiblesses musculaires, une haleine désagréable et même des problèmes cardiaques, d'hypertension et d'ostéoporose.
- Le corps puise l'énergie nécessaire dans la graisse, oui, mais aussi dans les muscles, ce qui peut donner lieu à une fatigue tant physique que psychique.
- Très riche en graisses, le régime Atkins entraînerait une augmentation du cholestérol. Une diète élevée en graisses pourrait aussi augmenter chez les femmes le risque de développer un cancer du sein. Cependant, de récentes études suggèrent que le régime Atkins provoquerait plutôt une réduction des taux sanguins de triglycérides et de cholestérol LDL (le « mauvais » cholestérol) et une augmentation du cholestérol HDL (le « bon » cholestérol).
- La plainte la plus souvent formulée à l'égard du régime Atkins ? C'est tout bêtement que l'on tend à reprendre ses kilos dès que l'on remange « comme avant ». D'aucuns, habitués à une diète riche en délices sucrées ou pâtissières (des fruits en grandes quantités, des gâteaux, des tartes, etc.), peuvent trouver le régime Atkins bien monotone, au point de s'en lasser rapidement une fois le poids idéal atteint. L'absence de glucides peut entraîner chez eux une frustration certaine, l'alimentation riche en lipides devenant écœurante. Ces personnes auront alors tendance à se désintéresser du régime dès la fin de la première étape et elles ne reprendront que plus vite les kilos perdus.

LE MENU DU JOUR

Étape 1: «L'induction»

Matin	Midi	Collation	Soir
2 tranches de jambon Café ou thé (décaféinés, crème à 10 %, aspartame) Eau	250 ml de salade verte (laitue, radis, concombres, chou rouge), 1 c. à soupe de vinaigrette 110 à 170 g de poulet grillé, fromage râpé	50 g de cheddar Radis Tisane	500 ml de salade verte, 2 c. à soupe de vinaigrette 110 à 170 g de viande rouge ou de poisson Jell-O diète, 1 c. à soupe de crème de table

Étape 2: «La perte de poids continue»

Matin	Midi	Collation	Soir
2 œufs pochés tomates vertes frites 2 tranches de bacon Café ou thé (décaféinés, crème à 10 %, aspartame) Eau	Sandwich à la dinde grillée Fromage Salade verte Chou rouge en salade Eau	Graines de citrouille Tisane	Côtelettes de porc 250 ml de chou vert sauté Pain de maïs Eau

Étape 3 : «La prémaintenance»

Matin	Midi	Collation	Soir
Omelette au fromage 2 tranches de bacon Café ou thé (décaféinés, crème à 10 %, aspartame) Eau	250 ml de bouillon de poulet 50 ml de thon à la mayonnaise 500 ml de laitue romaine 1 biscotte Eau	115 ml de jus de légumes 125 ml de fromage cottage 4 croustilles de tortilla, 2 c. à soupe de guacamole	170 g de poitrine de poulet grillée 125 ml de riz sauvage 250 ml de salade verte, vinaigrette à la crème sure 6 pointes d'asperges à la vapeur, 2 c. à thé de beurre, jus de citron Eau

Étape 4 : «maintenance à vie»

Matin	Midi	Collation	Soir
1 œuf 2 tranches de bacon ½ pamplemousse Café ou thé (décaféinés, crème à 10 %, aspartame) Eau	125 ml de homard, 2 c. à soupe de mayonnaise ½ avocat 500 ml d'épinards en salade 1 tranche de pain complet (au blé) Eau	30 g de fromage, une biscotte 1 œuf dur, 250 ml de courgettes crues, 2 c. à soupe de vinaigrette, 1 c. à soupe de crème sure	150 g de côtelettes de porc 50 ml de compote de pommes non sucrée 125 ml de légumes verts sautés, 1 c. à thé de beurre 125 ml de bleuets, 2 c. à soupe de crème fouettée non sucrée Eau

QUELQUES RECETTES INSPIRÉES DU RÉGIME ATKINS

UNE ENTRÉE

Salade de chou rouge au fromage bleu

Préparation : 20 min
Pour 4 personnes

Ingrédients

450 g de chou rouge finement haché
1 petit oignon rouge finement haché
125 ml de crème sure
50 g de fromage bleu
50 ml de mayonnaise
1 c. à soupe de persil haché
1 c. à soupe de vinaigre balsamique
½ sachet d'aspartame
Au goût Sel et poivre

Préparation

- Dans un grand bol, combiner le chou et l'oignon. Dans un petit bol, mélanger la crème sure, le fromage bleu, la mayonnaise, le persil, le vinaigre et l'aspartame. Ajouter le sel et le poivre.
- Incorporer la vinaigrette aux légumes. Couvrir et réfrigérer au moins une heure avant de servir.

UN PLAT

Côtelettes de porc cajun

Préparation : 10 min
Temps de cuisson : 10 min
Pour 4 personnes

Ingrédients

4 côtelettes de porc désossées
1 c. à soupe de paprika
½ c. à thé de chacune des épices suivantes : cumin moulu, sauge, poivre noir fraîchement moulu, poudre d'ail, poivre de Cayenne
½ c. à soupe de beurre
½ c. à soupe d'huile
Au goût Sel

Préparation

- Dans une grande assiette, mélanger les épices, enduire du mélange les deux côtés de chaque côtelette.
- Dans une grande poêle, faire chauffer à feu vif le beurre et l'huile.
- Placer les côtelettes dans la poêle, réduire le feu et faire griller de 4 à 5 minutes de chaque côté.

UN DESSERT

Coupe de pêches à la crème fouettée

Préparation : 20 min
Temps de cuisson : 20 min
Pour 4 personnes

Ingrédients

50 ml d'amandes effilées
500 g de pêches en morceaux
500 ml de crème 35 %
1 sachet d'aspartame
4 grands verres de vin

Préparation

- Faire griller les amandes environ 1 minute sous le gril du four. Réserver.
- Placer les pêches dans une petite casserole et porter à ébullition. Réduire le feu et laisser mijoter 15 minutes en remuant de temps en temps. Laisser refroidir.
- Dans un grand bol, verser la crème et l'aspartame et fouetter jusqu'à l'obtention de pics fermes.
- Verser 3 c. à soupe de crème fouettée dans chaque verre, puis 4 c. à soupe de compote de pêches. Remplir les verres en alternant la crème et les pêches.
- Décorer d'amandes effilées grillées.

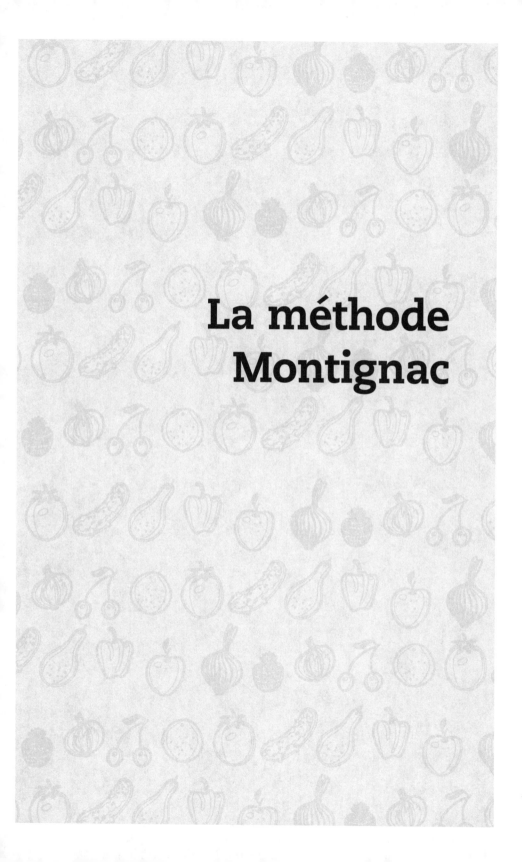

La méthode
Montignac

L'origine

Cela se passe au début des années 1980. Un homme d'affaires, dont le père était obèse, souffrait depuis l'enfance d'un excès de poids important. Pour régler son problème une fois pour toutes, il décida un jour de se pencher sérieusement sur la question des régimes alimentaires. Cet homme d'affaires s'appelle Michel Montignac. Il est né en 1944 à Angoulême, dans le sud-ouest de la France.

Animé par la passion et l'acharnement des autodidactes, Michel Montignac voulait répondre à ces deux questions simples : pourquoi y a-t-il tant de gros dans nos sociétés occidentales et pourquoi, après des privations et des diètes multiples, répétées et draconiennes, restent-ils toujours gros ?

Dans les années 1970, des recherches médicales avaient montré que les obèses sécrètent de l'insuline en quantité anormale, ce qui amène également des complications importantes à l'organisme, comme le diabète et l'hypertension artérielle. On considérait alors cette sécrétion trop élevée d'insuline (l'hyperinsulinisme) comme étant une conséquence de l'obésité. Montignac commença son étude en partant de l'hypothèse contraire. Et si l'hyperinsulinisme était non pas la conséquence de l'obésité, mais en était plutôt la cause ?

Il faut savoir en schématisant à l'extrême que l'insuline sécrétée par le pancréas aide à assimiler le sucre (le glucose) dans l'organisme. Quand trop d'insuline est sécrétée, cela provoque une baisse du taux de sucre dans le sang (hypoglycémie) et un stockage d'acides gras sous forme de graisses de réserve. D'où, selon Montignac, la prise éventuelle de poids et l'obésité.

Après avoir montré de manière convaincante que l'alimentation dans nos sociétés modernes était très, voire trop riche en sucres, Michel Montignac en a conclu que celle-ci était la véritable responsable de l'épidémie d'obésité en Occident. Les obèses, dit-il, contrairement à ce que l'on a toujours cru, ne mangent pas trop, mais mangent mal. Des statistiques montrent que, dans un groupe d'obèses, ceux qui mangent moins que la normalité sont beaucoup plus nombreux que ceux qui mangent plus que la normalité, de l'ordre de 35 % de plus dans certains groupes étudiés. C'est pourquoi le taux d'échec des régimes traditionnels pour maigrir (c'est-à-dire moins manger) est si élevé. Donc, pour maigrir et conserver un poids acceptable, il faut surtout changer d'habitudes alimentaires. Et pourquoi ne pas s'inspirer des régimes pour diabétiques (de type II) en consommant des aliments contenant moins de sucres, ce que l'on appelle des « aliments à index glycémique bas » ?

Ce qui a convaincu Michel Montignac du bien-fondé de son intuition, c'est qu'il a d'abord expérimenté ses choix alimentaires et développé sa méthode sur lui-même. « Le résultat, écrit-il, fut assez spectaculaire car, en très peu de temps, j'avais obtenu une perte de poids très prometteuse. En quelques mois, j'ai perdu au total 16 kilos, en remangeant normalement, c'est-à-dire sans me restreindre sur le plan quantitatif, mais en faisant en revanche des choix particuliers parmi les aliments. » (*Je mange, je maigris et je reste mince!* Flammarion Québec, 1999)

Les personnes ciblées

Par le titre de son premier ouvrage, publié en 1987 – *Je mange, donc je maigris!* –, Michel Montignac a très bien ciblé sa clientèle : tous ceux en général qui veulent perdre du poids rapidement, en particulier ceux qui souffrent d'obésité. Par extension, le régime Montignac s'adresse à tous les malheureux qui iront, à court et à moyen terme, rejoindre la multitude de personnes obèses, un fléau dans nos sociétés occidentales. Selon des chiffres officiels, largement publicisés par les fans de Montignac, les personnes obèses représenteront bientôt, en Amérique du Nord seulement, près de 50 % de la population totale. Ainsi, le régime Montignac vise une clientèle très large. Il s'adresse en fait à l'immense majorité d'entre nous qui mangeons vite et mal, autant les adultes, hommes et femmes incluant les femmes enceintes, que les adolescents et même les enfants, quoique, chez ces derniers, il faille apporter quelques nuances.

La description

La méthode Montignac peut se résumer ainsi : il y a des aliments à bannir totalement de notre alimentation, d'autres que l'on peut manger à volonté et, enfin, des aliments qu'il faut éviter de consommer ensemble dans un même repas.

Sont à éliminer complètement les aliments à index glycémique élevé, c'est-à-dire supérieur à 50, l'étalon étant le sucre blanc, dont l'index est 100. Sont à consommer à volonté ceux dont l'index glycémique est bas, c'est-à-dire inférieur à 50 (voir en annexe le tableau 5, page 183). Mais attention ! On évitera de consommer en même temps des aliments à index glycémique bas avec d'autres aliments contenant des lipides (graisses). Rappelons que tout glucide entraîne la sécrétion d'insuline qui a justement pour effet de stocker les graisses. Alors, si en plus on consomme des graisses, rien ne va plus !

Au sujet des lipides, la méthode Montignac insiste sur l'importance de bien les choisir. On éliminera complètement les gras trans, que l'on trouve dans plusieurs aliments, ainsi que les acides gras saturés, qui se retrouvent dans la charcuterie, les abats, la peau des volailles, etc. On choisira plutôt les acides gras polyinsaturés d'origine animale ou végétale, présents dans les poissons ainsi que dans les huiles de soya et de colza, entre autres.

La méthode Montignac se divise en deux phases : une première phase, qui dure généralement quelques mois, visant la perte de poids proprement dite, et une deuxième phase, qui peut durer toute la vie, servant à consolider les acquis. Dans la phase I, le régime sera appliqué avec une très grande rigueur, sans le moindre écart. Il pourra être assoupli quelque peu dans

la phase II, permettant même certains écarts qu'il faudra néanmoins gérer avec une très grande sévérité.

Les aliments-vedettes – Les aliments interdits

	Les vedettes	Les interdits
Légumes	Carottes crues, haricots verts, champignons, tomates, aubergines, poivrons, courgettes, chou, oignons, brocoli, ail, légumes verts, laitue	Panais, pommes de terre (frites, en purée ou bouillies sans leur peau), carottes cuites, gourganes, citrouille, rutabaga, betteraves, navet, maïs
Fruits frais	Figues, oranges, poires, pêches, pommes, cerises, pamplemousses, prunes	Melon d'eau, ananas, bananes, cantaloup
Fruits secs et graines	Abricots secs, noix, arachides	Raisins secs
Légumineuses	Pois secs, haricots secs, lentilles (brunes, jaunes ou vertes), pois chiches, pois cassés, soya	
Céréales et pain	Riz sauvage	Pain (blanc, baguette, de blé entier, de ménage), croissants, flocons de maïs, maïs soufflé, riz blanc, riz soufflé, couscous, céréales sucrées
Pâtes		Raviolis, macaronis, pâtes blanches très cuites, nouilles asiatiques
Poissons et fruits de mer	Tous les poissons	

	Les vedettes	Les interdits
Viandes		Toutes les viandes (dans la phase I)
Produits laitiers	Yogourt entier	
Boissons		Bière, boissons gazeuses, jus en boîte
Autres	Chocolat noir à plus de 70 % de cacao	Croustilles, miel, chocolat (en tablette), fruits en conserve dans leur sirop, confitures sucrées, craquelins, les barres granola, les biscuits à thé, les biscuits sablés

Les points forts - Les points faibles

- Quand on le suit à lettre, surtout dans sa phase I, le régime Montignac est un régime efficace pour perdre du poids assez rapidement.
- Quoiqu'en disent ses détracteurs, on peut le considérer comme étant un régime alimentaire équilibré.
- Sa plus grande qualité, c'est qu'il n'est jamais accompagné, comme beaucoup de régimes, d'une sensation permanente de faim.
- Il est relativement « intéressant » à suivre, car ses aliments-vedettes sont assez variés.
- Un des points négatifs est qu'il est compliqué à suivre. Il faut toujours se référer à la méthode et avoir à portée des yeux le tableau de l'index glycémique des aliments.
- Un autre point négatif non négligeable : le régime Montignac, comme son cousin américain, le régime Atkins, a beaucoup de détracteurs dans la communauté scientifique.

LE MENU DU JOUR

MATIN
Jus de fruits frais
Pain intégral ou céréales complètes sans sucre
Confiture sans sucre
Lait écrémé
Yogourt entier
Fromage cottage (1 % de matières grasses)
Café ou thé (de préférence décaféinés)

MIDI
Crudités ou jambon maigre
Poisson ou volaille
Légume vert ou légumineuse
Yogourt ou fromage cottage
Eau ou vin (1 verre)

COLLATION
Fruits frais ou séchés, noix
Thé

SOIR
Avocat ou crustacés
Viande maigre ou œufs
Riz complet ou pâtes complètes
Mousse aux fruits
Eau ou vin (1 ou 2 verres)

QUELQUES RECETTES INSPIRÉES DU RÉGIME MONTIGNAC

UNE ENTRÉE

Avocats farcis aux crevettes

Préparation : 10 min
Pour 4 personnes

Ingrédients

250 ml de crevettes cuites et décortiquées
2 c. à soupe d'huile d'olive
1 c. à thé de jus de citron
1 c. à thé de yogourt
2 avocats
½ c. à thé de poivre de Cayenne
Au goût Sel et poivre

Préparation

- Mélanger dans un bol l'huile, le jus de citron, le yogourt, le sel et poivre. Ajouter les crevettes, mélanger le tout et réserver.
- Couper les avocats en deux dans le sens de la longueur et enlever les noyaux.
- Répartir les crevettes dans les cavités des noyaux.
- Saupoudrer de poivre de Cayenne.

UN PLAT

Darnes de thon à l'estragon

Préparation : 10 min
Marinage : 8 heures
Cuisson : 10 min
Pour 4 personnes

Ingrédients

4 darnes de thon
3 c. à soupe d'huile d'olive
1 c. à thé de jus de citron
1 c. à soupe d'estragon frais haché ou **½ c. à thé** d'estragon séché
Au goût Sel et poivre

Préparation

- Assécher le poisson dans un essuie-tout.
- Mélanger dans un petit bol l'huile, le citron, le sel et le poivre.
- Badigeonner chaque côté des darnes de ce mélange.
- Saupoudrer d'estragon, couvrir et mettre au réfrigérateur toute la nuit.
- Préchauffer le gril du four.
- Passer sous le gril de 4 à 5 minutes de chaque côté.
- Servir immédiatement décoré d'une demi-tranche de citron.

UN DESSERT

Une mousse aux fraises

Préparation : 30 min
Réfrigération : 4 heures
Pour 6 personnes

Ingrédients

500 g de fraises
750 ml de fromage blanc (0 % de matières grasses)
3 c. à soupe de fructose
2 blancs d'œufs

Préparation

- Passer les fraises au robot culinaire pour en faire une purée et réserver.
- Dans un bol, mélanger le fromage, le fructose et les fraises.
- Dans un grand bol, monter les blancs d'œufs en neige ferme.
- Incorporer délicatement le mélange de fromage aux blancs d'œufs et remuer doucement jusqu'à l'obtention d'un mélange homogène.
- Verser dans des coupes individuelles et réfrigérer au moins 4 heures avant de servir.

Le régime oméga-3

L'origine

Oméga, vingt-quatrième et dernière lettre de l'alphabet grec, signifie « la fin ». C'est par ce nom que l'on désigne certains membres de la grande famille des lipides, plus simplement appelés matières grasses.

Bien que les lipides soient indispensables au bon fonctionnement de l'organisme, car ils contribuent au renouvellement des cellules, les médecins nous mettent en garde depuis de nombreuses années sur leurs effets pervers. Leur consommation constitue un facteur de risque de maladies cardiovasculaires.

Mais pourquoi donc ces maladies sont-elles si peu répandues chez les Inuits, dont l'alimentation est essentiellement composée d'huile et de chair de poissons gras? À l'issue de nombreuses études menées depuis le début des années 1990 un peu partout dans le monde, les multiples bienfaits des acides gras oméga-3 ont été révélés au grand jour. Les régimes basés sur une alimentation riche en oméga-3 sont alors apparus.

Les personnes ciblées

Une alimentation riche en oméga-3 peut, paraît-il, faire des merveilles. Et il semble que, ces dernières années, beaucoup de gens se bousculent au portillon pour l'expérimenter.

Au premier rang figurent les personnes qui souffrent de maladies cardiovasculaires ou qui présentent des facteurs de risque (obésité, diabète, antécédents familiaux). On croit, en effet, que les acides gras oméga-3 aident à assouplir les vaisseaux, rendent le sang plus fluide et empêchent la formation de caillots dans les artères.

En deuxième position se présentent les personnes affectées de problèmes neurologiques (stress, anxiété, dépression et maladie d'Alzheimer). De récentes recherches ont mis de l'avant le rôle prépondérant des oméga-3 dans le fonctionnement du cerveau.

Viennent ensuite, dans l'ordre, ceux qui souffrent d'arthrite ou de migraines, qui veulent réduire leurs risques de dégénérescence maculaire, prévenir l'inflammation de la cornée («syndrome de l'œil sec») et diminuer leurs risques de cancer de la prostate.

Enfin ferment la marche, dans le désordre, tous ceux qui veulent avoir une peau éclatante de santé ou augmenter leurs performances sportives et intellectuelles.

Mais attention! Les personnes allergiques au poisson et celles qui prennent des médicaments anticoagulants doivent prendre les oméga-3 avec une certaine prudence. Les femmes enceintes et les enfants devraient consulter un médecin avant d'adopter ce régime.

La description

Les chercheurs se sont rendu compte que les différents types de gras n'ont pas tous les mêmes effets sur l'organisme.

- Les gras saturés sont néfastes pour le cœur, car ils entraînent l'accumulation de gras dans les artères en haussant le taux de mauvais cholestérol (LDL).
- Les gras trans, qui résultent de la transformation de graisses liquides en gras solides, comme dans la fabrication des margarines végétales, augmentent également les risques de maladies cardiovasculaires.
- Les gras insaturés, que l'on appelle «acides gras essentiels», sont très bénéfiques pour la santé. Ils assurent le bon fonctionnement du cerveau, des systèmes cardiovasculaire, nerveux et hormonal, et régulent le processus inflammatoire.

Les gras insaturés se divisent en deux groupes: les mono-insaturés et les polyinsaturés. Dans les gras polyinsaturés, on retrouve des gras oméga-3 et des gras oméga-6.

Un petit bémol: ces acides gras miraculeux n'apporteront tous leurs bienfaits que s'ils sont associés à des antioxydants, dont les fruits et légumes sont pleins. Ainsi, le régime oméga-3 est le petit cousin du régime crétois.

Ce régime ne prescrit pas de consommer uniquement des aliments contenant des oméga-3 ni de se précipiter sur les suppléments d'oméga-3 qui existent aujourd'hui sur le marché. Il préconise plutôt d'avoir une alimentation variée et équilibrée, dans laquelle on introduira beaucoup d'aliments riches en oméga-3, mais sans exagération, car une consommation abusive pourrait entraîner des problèmes de santé.

L'Organisation mondiale de la Santé estime que l'apport en oméga-3 devrait être de 2 grammes par jour pour un homme et de 1,6 grammes pour une femme. Il est par ailleurs essentiel de respecter un équilibre entre acide gras oméga-3 et acide gras oméga-6, car une trop forte proportion d'oméga-6 annihile les effets des oméga-3. Il faudrait s'en tenir à cinq fois plus d'oméga-6 que d'oméga-3. Or bien souvent, ce rapport est de 10 ou 30, car les produits qui se retrouvent dans notre assiette ont été raffinés et ont subi maintes transformations, abaissant leur teneur en oméga-3 et augmentant celle en oméga-6. Le régime oméga-3 propose un régime alimentaire qui tient compte de tous ces éléments.

Mais où les trouve-t-on, ces fameux oméga-3?

Les oméga-3 d'origine végétale se retrouvent dans certaines huiles végétales, dans les noix et dans les légumes à feuilles vert foncé. Ceux d'origine animale se retrouvent dans les poissons gras comme le saumon, les sardines, le maquereau. Pour jouir pleinement de leurs bienfaits, il est essentiel d'équilibrer les apports en oméga-3 d'origine végétale et animale, ceux d'origine animale s'assimilant plus facilement par l'organisme.

Une cuillerée à soupe d'huile de colza comble la moitié des besoins quotidiens d'une femme. Pour compléter, il suffira d'une portion de poisson gras d'environ 90 grammes deux fois par semaine.

Comment obtenir 1,3 g d'oméga-3

Origine végétale	Origine animale
2 ml d'huile de lin	70 g de saumon atlantique
10 ml de graines de lin broyées	(élevage)
15 ml d'huile de colza	90 g de saumon rose ou rouge
60 ml de noix de Grenoble	(en conserve)
	90 g de sardines

Source: U.S. Department of Agriculture, Agricultural Research Service, 2002.

On trouve également dans le commerce de nombreux produits enrichis en oméga-3 comme des œufs qui proviennent de poules nourries aux graines de lin – un tel œuf comble entre 25 % et 35 % des besoins quotidiens – ainsi que des suppléments d'oméga-3, qui seront bien utiles à ceux qui détestent le poisson!

Il faut savoir que les oméga-3 perdent de leurs propriétés lorsqu'ils sont conservés trop longtemps, qu'ils sont exposés à l'air ou à la lumière ou qu'ils subissent une cuisson trop agressive. On s'abstiendra donc de faire frire ou de rôtir les aliments contenant des oméga-3 ou de les laisser traîner sur le comptoir de la cuisine.

On aura beau consommer tous les oméga-3 possibles, on n'en sera pas beaucoup plus avancé si l'on ne limite pas sa consommation de gras saturés et de gras trans. Il faudra donc éviter les viandes rouges, les produits laitiers à forte teneur en gras, le beurre, la crème glacée, les margarines hydrogénées, certaines huiles et beaucoup d'aliments industrialisés. Il faudra par ailleurs éviter les huiles de soya, de maïs et de tournesol, qui sont très riches en oméga-6.

Le régime oméga-3 recommande donc de diversifier son alimentation en privilégiant les légumes frais crus ou cuits à la vapeur, les poissons gras, le lapin, le gibier, la volaille, les fruits secs, le fromage de brebis ou de chèvre, les fruits frais, les céréales complètes, les huiles d'olive et de colza.

Les scientifiques ont aujourd'hui donné raison à nos grands-mères qui, lui attribuant des vertus infinies, prenaient l'huile de foie de morue à la petite cuillère !

Les aliments-vedettes – Les aliments interdits

	Les vedettes	Les interdits
Légumes	Mâche, épinards, haricots verts	
Fruits secs et graines	Amandes, lin, noix de Grenoble, pacanes, pignons, sésame	
Poissons et fruits de mer	Anchois, flétan, fruits de mer, hareng, maquereau, sardines, saumon, thon, truite, turbot	
Viandes		Abats, charcuteries, bœuf et porc gras
Produits laitiers		Beurre, crème fraîche, lait entier
Autres	Huiles de colza, de carthame, de germe de blé, de lin	Fritures, beignets, biscuits, tartes, pâtisseries

Les points forts – Les points faibles

- Le régime oméga-3 est équilibré, c'est le « régime santé » par excellence ; il correspond aux plus récentes recommandations en matière de santé de toute la communauté scientifique internationale.
- C'est un régime qui n'est pas très économique car, plus les produits sont de qualité, plus ils sont riches en oméga-3 : or, c'est bien connu : plus ils sont de qualité, plus ils sont chers.
- Il faut être attentif aux informations nutritionnelles indiquées sur les étiquettes des produits, ce qui peut être fastidieux lorsqu'on fait son marché !

LE MENU DU JOUR

MATIN
½ pamplemousse
G ruau et lait de soya
Thé (vert ou Earl Grey)

MIDI
Crudités avec vinaigrette à l'huile de colza
Poisson gras ou volaille
Légume vert
Yogourt et fruit
Eau ou vin (1 verre)

COLLATION
Fruits frais ou séchés, noix
Thé

SOIR
Crudités avec vinaigrette à l'huile d'olive
Légumineuses
Riz complet et légumes
Fruit
Eau ou vin (1 ou 2 verres)

QUELQUES RECETTES INSPIRÉES DU RÉGIME OMÉGA-3

UNE ENTRÉE

Salade grecque

Préparation : 20 min
Pour 4 personnes

Ingrédients

500 g d'épinards
½ poivron rouge
125 ml de pignons
125 g de fromage feta
1 petit oignon
175 ml d'olives noires
3 c. à soupe d'huile de colza
1 c. à soupe de jus de citron
Au goût Sel et poivre

Préparation

- Équeuter, laver et égoutter les épinards.
- Couper le poivron en fines lanières.
- Hacher grossièrement les noix.
- Émietter le fromage feta.
- Hacher l'oignon.
- Déposer les ingrédients dans un saladier et mélanger délicatement. Parsemer d'olives noires.
- Dans un bol, mélanger l'huile de colza et le citron. Saler et poivrer. Au moment de servir, verser sur la salade et mélanger.

UN PLAT

Tomates farcies

Préparation : 30 min
Cuisson : 15 min
Pour 4 personnes

Ingrédients

4 tomates moyennes
1 petit oignon
12 filets de sardine
3 c. à soupe de yogourt de chèvre
1 c. à soupe de persil haché
1 c. à soupe d'huile d'olive
1 c. à thé de jus de citron
Au goût Sel et poivre

Préparation

- Laver les tomates.
- Découper une tranche sur le dessus des tomates, puis enlever les graines et l'eau.
- Évider la chair des tomates et la hacher.
- Hacher l'oignon.
- Dans un grand bol, émietter les sardines à la fourchette, puis ajouter la chair de tomate et les oignons.
- Ajouter les autres ingrédients, bien mélanger et remplir les tomates de cette préparation.
- Réfrigérer jusqu'au moment de servir.
- Faire cuire au four 30 minutes à 350 °F.

UN DESSERT

Gratin de pommes aux noix

Préparation : 20 min
Cuisson : 15 min
Pour 4 personnes

Ingrédients

3 c. à soupe d'huile d'olive
1 c. à thé de jus de citron
6 pommes
250 ml de noix de Grenoble hachées
4 c. à soupe de sucre brun

Préparation

- Chauffer le four à 180 °C.
- Dans un saladier, mélanger l'huile d'olive et le jus de citron.
- Peler les pommes, les couper en tranches fines et les enrober du mélange d'huile et de citron.
- Étendre la préparation dans un moule d'environ 20 cm X 30 cm.
- Saupoudrer de noix et de sucre brun.
- Placer au centre du four et faire cuire 15 minutes.
- Servir tiède.

Le régime Miami

L'origine

Nous sommes en 1970. Le cardiologue Arthur Agatston pratique la médecine à Miami Beach. Pour ses confrères et tous les médecins de cette époque, les maladies cardiovasculaires sont une épée de Damoclès suspendue au-dessus de la tête de tout un chacun. Un mal que l'on peut parfois guérir, mais un mal que l'on ne peut jamais prévenir. C'est une question d'hérédité; il n'y a pas grand-chose à faire.

Arrivent les années 1980. De nombreuses études, dans de nombreux pays, font apparaître le lien existant entre le taux de cholestérol dans le sang et les affections cardiaques. On connaissait déjà la relation de cause à effet entre l'obésité et les affections cardiovasculaires. Le pas suivant est rapidement franchi : puisque les graisses font monter le taux de cholestérol et que celui-ci fait monter les accidents cardiovasculaires, supprimons les graisses et le tour sera joué. L'*American Heart Association* prescrivit donc pour ses patients un régime alimentaire sans matières grasses.

Mais le tour ne fut pas si facile à jouer! Non seulement les résultats n'étaient pas significatifs, mais la plupart des patients abandonnaient très vite ce régime particulièrement contraignant.

Se rabattant sur les médicaments afin de faire baisser le taux de cholestérol de ses patients, le docteur Agatston se mit à la recherche d'un régime qui pourrait au moins les aider à perdre du poids.

Or, de nouvelles études – notamment celle de Serge Renaud, de Lyon – révélèrent qu'il fallait distinguer le mauvais cholestérol (LDL) du bon cholestérol (HDL). Certaines matières grasses (les lipides insaturés) pouvaient être bénéfiques en haussant le taux de bon cholestérol (HDL), celui qui protège les artères. On comprenait également mieux les mécanismes de digestion des glucides (sucres) par l'organisme. En effet, quand nous mangeons des glucides, le pancréas déclenche la sécrétion d'insuline, ce qui a comme conséquence de faire baisser le taux de sucre dans le sang et de stocker les graisses. Mais si nous mangeons beaucoup de glucides, la sécrétion d'insuline est trop forte, ce qui provoque la faim ainsi qu'un stockage trop élevé des graisses. À plus ou moins longue échéance, cela peut entraîner l'obésité, l'hypertension, le diabète et des problèmes cardiovasculaires.

Par ailleurs, grâce au professeur David Jenkins, de l'Université de Toronto, qui avait, au début des années 1970, défini et élaboré l'index glycémique des aliments (voir en annexe le tableau 5, page 183), on savait quelle était l'augmentation du taux de sucre dans le sang après l'absorption d'un aliment.

Le docteur Agatston émit donc l'hypothèse suivante: pour maigrir et prévenir les problèmes de santé, il faut consommer seulement les aliments contenant des lipides de bonne qualité ainsi que ceux dont l'index glycémique est très bas.

Après avoir testé sa recette sur lui-même, le docteur Agatston la prescrivit à ses patients et donna quelques conférences. Bill Clinton, Jennifer Lopez, Bruce Willis – pour ne nommer que les vedettes – témoignèrent des bienfaits du régime et le bouche à oreille se mit à l'œuvre. L'Amérique était déjà en émoi lorsqu'en 2003, Arthur Agatston publia *The South Beach Diet*. Avait-on enfin trouvé la formule magique?

Les personnes ciblées

« Des kilos en moins et la santé en plus », tel est le sous-titre du livre du docteur Arthur Agatston et telle est sa devise. Ce régime s'adresse en effet à tous ceux qui veulent perdre du poids ou doivent le faire pour des raisons de santé, mais qui ont essayé mille et un régimes sans parvenir à leurs fins. Il s'adresse donc à tous ceux pour qui régime est synonyme de cauchemar. Il est très efficace dans les cas d'obésité, d'hypertension, de troubles cardiovasculaires et de diabète.

La description

Le régime Miami est en quelque sorte une synthèse des régimes Atkins et Montignac. Il se fonde sur deux grands principes.

- Il faut choisir ses aliments en fonction de leur teneur en «bons lipides», c'est-à-dire les gras insaturés que l'on trouve, par exemple, dans le poisson ou l'huile d'olive.
- Les aliments contenant du sucre, sous quelque forme que ce soit, sont à consommer avec prudence. On choisira uniquement ceux qui contiennent beaucoup de fibres et dont l'index glycémique est bas (voir en annexe le tableau 5, à la page 183).

C'est donc dire que les aliments industrialisés sont à proscrire puisqu'ils contiennent la plupart du temps de « mauvais lipides » (gras saturés ou trans) ainsi que trop de sucres.

Trois phases seront nécessaires pour purifier l'organisme de ce qui a contribué à l'embonpoint et rétablir un bon équilibre alimentaire afin de ne pas reprendre les kilos que l'on aura perdus.

La phase I

La phase I dure 14 jours. C'est celle qui fait perdre le plus de poids – 4 à 6 kg – , mais c'est également la plus contraignante. Le pain, les pommes de terre, les céréales, les pâtes, les viennoiseries, les sucreries, l'alcool ainsi que tous les fruits sont à oublier de votre vocabulaire. En revanche, on pourra manger des portions normales de viande ou de poisson, du fromage allégé, du yogourt, des légumes et des noix.

La phase II

La phase II permet de continuer à perdre du poids à raison de 500 g à 1 kg par semaine. Elle devra être suivie jusqu'à ce que l'on ait atteint le poids désiré. On pourra réintroduire en quantité limitée du pain, des pâtes ou du riz, à condition qu'ils soient complets, ou quelques fruits à index glycémique bas. On pourra également boire un peu de vin.

La phase III

La phase III est davantage une hygiène de vie qu'un régime proprement dit. Elle permet de conserver le poids idéal. On pourra revenir à une alimentation plus variée, à la seule condition de respecter les deux grands principes : choisir les « bons lipides » et les « bons glucides ». S'il arrive que l'on fasse des écarts ou que l'on reprenne du poids, il suffira de reprendre la phase I pour perdre quelques kilos.

Les aliments-vedettes – Les aliments interdits

	Les vedettes	Les interdits
Légumes	Artichauts, asperges, aubergines, brocoli, céleri, champignons, châtaignes d'eau, chou-fleur, chou, concombres, courgettes, épinards, haricots verts et jaunes, navets, pois verts, pois mange-tout, laitue	Betteraves, carottes, maïs, pommes de terre
Fruits frais		En phase I, tous les fruits sont interdits.
Fruits secs et graines	Arachides, pistaches, noix de pacane	

	Les vedettes	Les interdits
Légumineuses	Haricots rouges ou blancs, lentilles (brunes, jaunes ou vertes), pois chiches, soya	
Céréales et pain		En phase I, toutes les céréales sont interdites ; dans les autres phases : pain blanc, farine blanche, riz blanc
Pâtes		Toutes les pâtes
Poissons et fruits de mer	Tous les poissons et les fruits de mer	
Viandes	Bœuf maigre, porc et veau maigres, volaille (sans la peau)	Le gras de toutes les viandes, ailes et cuisses de poulet, foie et poitrine de veau, canard, oie
Produits laitiers	Fromage (cheddar, feta, fromage blanc, mozzarella, parmesan, provolone)	Fromages non allégés, lait, yogourt, crème glacée
Boissons	Eau	Bière
Autres	Œufs, huile de colza, huile d'olive, extraits naturels (amande, vanille, etc.), margarine allégée, cacao en poudre	Confiture, miel, biscuits, croustilles

Les points forts – Les points faibles

- Le régime Miami est facile à suivre, car ses règles sont simples.
- Il permet de perdre du poids rapidement et, surtout, de ne pas en reprendre.

- Même dans la phase la plus difficile (la phase I), on n'éprouve pas de sensation de faim.
- C'est un régime qui permet non seulement de maigrir, mais de conserver une bonne santé.
- Plusieurs cardiologues pensent que ce régime peut entraîner des carences et de la fatigue en raison de la suppression de certains aliments.

LE MENU DU JOUR

PHASE I

MATIN
Jus de légumes
1 œuf
2 tranches de bacon
Café ou thé (de préférence décaféinés, avec de l'aspartame)

COLLATION
1 morceau de fromage allégé

MIDI
Poisson ou volaille
Laitue, concombre ou poivron cru
Eau

COLLATION
Céleri et fromage allégé

SOIR
Poisson ou volaille
Légumes cuits, laitue
Eau

COLLATION
Fromage blanc

PHASE II

MATIN
Fruit
Céréales ou pain complets
Fromage allégé
Café ou thé (de préférence décaféinés, avec de l'aspartame)
COLLATION
1 œuf

MIDI
Poisson, volaille ou bœuf
Concombre, laitue, tomates ou épinards crus
Eau

COLLATION
Pomme et fromage allégé

SOIR
Poisson, volaille ou bœuf
Légumes cuits et crus
Eau (vin rouge, 1 verre à l'occasion)

COLLATION
Fruit et noix

PHASE III

MATIN
½ pamplemousse
Céréales complètes
Pain complet
1 œuf
Fromage allégé
Café ou thé (de préférence décaféinés, avec de l'aspartame)

MIDI
Poisson, volaille ou bœuf
Légumes crus
Fromage allégé
Pomme ou nectarine
Eau

SOIR
Poisson, volaille ou bœuf
Légumes cuits et crus
Riz brun ou couscous
Fromage allégé
Eau (vin rouge, 1 verre à l'occasion)

COLLATION
Yogourt et fruit

QUELQUES RECETTES INSPIRÉES DU RÉGIME MIAMI

UNE ENTRÉE

Gaspacho

Préparation : 30 min la veille ; 5 min le jour même
Pour 4 personnes

Ingrédients

1 petit oignon rouge
2 gousses d'ail
1 poivron rouge
1 branche de céleri
150 ml de concombre
5 tomates
750 ml de jus de tomate
2 c. à soupe d'huile d'olive
1 c. à thé de citron
Au goût Sel et poivre
2 c. à soupe de persil haché

Préparation

- Hacher finement l'oignon, l'ail, le poivron et le céleri.
- Couper en dés le concombre et les tomates.
- Verser le jus de tomate, l'huile, le citron, le sel et le poivre dans une soupière et mélanger.
- Ajouter les légumes et mélanger délicatement.
- Couvrir et placer au réfrigérateur pendant toute une nuit.
- Au moment de servir, parsemer de persil haché.

UN PLAT

Saumon braisé aux épinards

Préparation : 20 min
Temps de cuisson : 20 min
Pour 4 personnes

Ingrédients

600 g de saumon frais
1 kg d'épinards
1 oignon
3 c. à soupe d'huile d'olive
½ c. à thé d'aneth
Sel et poivre

Préparation

* Hacher les épinards et l'oignon.
* Chauffer l'huile dans une casserole et y faire dorer légèrement l'oignon.
* Ajouter les épinards, puis laisser cuire à couvert pendant 5 minutes.
* Pendant ce temps, couper le saumon en gros cubes.
* Ajouter les morceaux de saumon au mélange de légumes, saupoudrer d'aneth, saler et poivrer.
* Couvrir et laisser cuire à feu doux pendant 15 minutes.

Crème aux fraises

Préparation : 15 min
Pour 4 personnes

Ingrédients

400 g de fromage ricotta
1 c. à thé d'aspartame en poudre
375 ml de fraises

Préparation

- Dans un bol, mélanger le fromage et l'aspartame.
- Couper les fraises en tranches fines.
- Déposer le fromage dans des coupes – transparentes, si possible – en alternant avec les fraises.
- Terminer par une couche de fromage et déposer une tranche de fraises pour décorer.
- Réfrigérer jusqu'au moment de servir.

Le régime « soupe »

L'origine

Le *Brassica oleracea*, c'est-à-dire le chou, est connu depuis des temps immémoriaux en Europe et en Asie; il est cultivé depuis plus de 4000 ans. Selon une légende grecque, le chou serait né des larmes de Lycurgue, législateur mythique de Sparte, pleurant à la vue de ses sujets continuellement en état d'ébriété.

C'est pourquoi les Grecs et les Romains prêtaient au chou le pouvoir de chasser la mélancolie et d'atténuer les effets de leurs banquets. Cette coutume est encore vivante aujourd'hui en Europe de l'Est après des excès de vodka!

La bonne réputation et les vertus médicinales du chou se sont transmises de génération en génération. Au Moyen Âge, en plus d'être l'aliment de base de la paysannerie, on s'en servait comme cataplasme pour calmer les douleurs rhumatismales. Au XVIIe siècle, les marins en remplissaient les cales des navires pour se prémunir contre le scorbut. Nos grands-mères savaient fort bien que des feuilles de chou brûlantes posées sur le ventre soulageaient les douleurs menstruelles.

Aujourd'hui, les vertus médicinales du chou ne sont plus affaire de grands-mères mais de science. Le chou, analysé sous toutes ses coutures, nous a livré ses secrets et a confirmé sa réputation.

On sait que 250 ml de chou cru contiennent seulement 17 calories. En revanche, c'est l'un des légumes les plus riches en vitamines et en sels minéraux, ce qui lui confère toutes ses vertus: réguler le métabolisme, accélérer la combustion des graisses, protéger les cellules, éliminer les bactéries.

L'origine précise du régime « soupe », appelé parfois «régime brûle-graisses», est mal connue. Certains pensent qu'il est né quelque part au Canada il y a une vingtaine d'années; d'autres ont répandu la rumeur que c'était des cardiologues californiens qui le prescrivaient à leurs patients obèses afin qu'ils perdent du poids rapidement avant une intervention chirurgicale.

Les personnes ciblées

Le régime «soupe» s'adresse aux personnes qui veulent perdre du poids, et ce, assez rapidement et d'une façon radicale. Les partisans de ce régime – on devrait peut-être dire les fanatiques de ce régime – crient sur tous les toits qu'une perte d'environ sept kilos est possible en une semaine, avec même des résultats probants dès la troisième journée.

De plus, étant donné les propriétés désintoxiquantes du chou, ceux qui souhaitent purifier leur organisme et repartir du bon pied avant d'adopter une alimentation plus saine seront, paraît-il, également comblés.

Cependant, c'est un régime très hypocalorique et il est déconseillé aux enfants, aux adolescents, aux femmes enceintes et aux personnes très actives.

Le chou – ingrédient-vedette de ce régime – est pour plusieurs très difficile à digérer et source de flatulence. À ceux qui éprouveraient des désagréments de cet ordre, il est suggéré de boire des tisanes de camomille, de cumin ou de fenouil.

La description

Le chou est l'ingrédient principal de la soupe qui sera la base de l'alimentation pendant sept jours, et sept jours seulement. Le régime peut être suivi à plusieurs reprises, mais il faut toujours laisser au moins deux semaines d'intervalle entre les deux tentatives, sinon d'importantes carences alimentaires sont à craindre. Il est d'ailleurs conseillé de consulter un médecin avant de l'entreprendre et de le compléter par des suppléments de multivitamines.

Le régime comprend trois repas par jour, qui ne devront en aucun cas être sautés. La soupe peut être consommée à volonté, ainsi que les légumes et les fruits (sauf les bananes et les tomates) les jours où ils sont prescrits, ceci, afin de prévenir la faim. Les légumes seront cuits sans matières grasses, à l'eau ou à la vapeur, et assaisonnés d'un peu de beurre ou d'un filet d'huile d'olive. Pour la volaille, la viande et le poisson, on choisira des morceaux très maigres.

Il est recommandé de boire beaucoup d'eau. Le thé, le café et les jus de fruits sont autorisés à condition de ne pas être sucrés.

Les 7 jours du régime

1er jour Soupe + fruits
(sauf bananes, fraises, cantaloup, melon d'eau)
2e jour Soupe + légumes (sauf maïs et petits pois)
3e jour Soupe + fruits + légumes
(sauf maïs, petits pois et pommes de terre)
4e jour Soupe + bananes (3 ou 4 en tout)
+ lait écrémé (1 L)
5e jour Soupe + 150 g de volaille (sans peau)
ou de poisson + 3 à 6 tomates
6e jour Soupe + 150 g de veau ou de poisson
+ légumes (sauf maïs et pommes de terre)
7e jour Soupe + riz complet + légumes

Bien sûr, après ces sept journées de désintoxication intensive, mieux vaut ne pas se précipiter sur tout ce qui était interdit! La semaine suivante, on privilégiera donc la volaille, la viande et le poisson, les légumes cuits à l'eau ou à la vapeur et les fruits. On pourra réintroduire un peu de pain complet. Par la suite, pour éviter de reprendre les kilos perdus, on s'en tiendra à une alimentation variée et équilibrée, en évitant les aliments riches en gras ou en sucre. Cela dit, on pourra toujours retourner de temps en temps à notre soupe favorite!

La recette classique de la soupe au chou

Ingrédients

1 kg de tomates
1 chou blanc
4 gousses d'ail
6 gros oignons
2 poivrons verts
1 céleri
1 branche de persil
Au goût Sel et poivre

Préparation

- Peler les tomates après les avoir plongées une dizaine de secondes dans l'eau bouillante. En extraire l'eau et les pépins.
- Couper tous les légumes en morceaux. Les mettre dans une grande casserole et couvrir d'eau. Saler et poivrer.
- Porter à ébullition, puis baisser le feu et laisser mijoter 10 minutes ou jusqu'à ce que les légumes soient tendres.
- Si on le désire, on peut passer quelques portions de soupe au robot culinaire, mais elle sera alors moins rassasiante.

Les aliments-vedettes et les aliments interdits

	Les vedettes	**Les interdits**
Légumes	Légumes verts, tomates	Pois verts, maïs
Fruits frais	Pommes, citrons	Fraises, cantaloup, melon d'eau
Céréales et pain	Riz complet	Pain
Autres		Sucre, croustilles, chocolat, pâtes

Les points forts et les points faibles

- Ce régime permet de perdre du poids rapidement. C'est une grande source de motivation que de penser : « Une semaine seulement et j'aurai perdu 5 kg ! »
- De plus, ce régime fait subir à l'organisme une excellente cure de désintoxication.
- Chez certaines personnes, de la fatigue, des maux de tête, une mauvaise digestion et des flatulences peuvent survenir.
- Un inconvénient majeur : l'odeur. En effet, une odeur tenace de chou se répand dans toute la maison. On en arrive même à dégager soi-même une odeur de chou qui, à la longue, devient insupportable pour notre entourage.

LE MENU DU JOUR

	Matin	Midi	Collation	Soir
1er jour	Café ou thé Fruits	Soupe Fruits	Soupe	Soupe Fruits
2e jour	Café ou thé Légumes	Soupe Légumes	Soupe Légumes crus	Soupe Pommes de terre
3e jour	Café ou thé Fruits	Soupe	Soupe Fruits	Soupe
4e jour	Café ou thé Banane	Soupe Banane	Soupe	Soupe Banane
5e jour	Café ou thé Blanc de poulet	Soupe Poisson 2 tomates	Soupe	Soupe Volaille 2 tomates
6e jour	Café ou thé Légumes	Soupe Veau Légumes Riz complet	Soupe Légumes crus	Soupe Poisson Légumes
7e jour	Café ou thé Légumes	Soupe Riz complet Légumes	Soupe Légumes crus	Soupe Riz complet Légumes

QUELQUES RECETTES INSPIRÉES DU RÉGIME SOUPE

DES FRUITS

Poire pochée au coulis de cerises

Préparation : 20 min ; 1 heure de refroidissement
Temps de cuisson : 5 min
Pour 1 personne

Ingrédients

1 poire
500 ml d'eau
1 c. à thé de vanille
250 g de cerises

Préparation

- Peler la poire, la couper en deux et l'évider.
- Dans une petite casserole, porter l'eau à ébullition.
- Mettre les poires dans l'eau et laisser cuire 5 minutes. Retirer la casserole du feu, ajouter la vanille et laisser refroidir les poires dans l'eau au moins 1 heure.
- Entre-temps, laver les cerises et les dénoyauter, puis les réduire en purée au mélangeur.
- Égoutter les poires, les disposer sur une assiette et remplir leurs cavités de coulis de cerises.

DES LÉGUMES

Petits légumes en papillotes

Préparation: 15 min
Temps de cuisson: 25 min

Ingrédients

1 c. à thé d'huile de colza
½ carotte
1 blanc de poireau
250 ml d'épinards
½ c. à thé de thym
1 feuille de laurier
Au goût Sel et poivre

Préparation

- Chauffer le four à 200 °C.
- Graisser une feuille d'aluminium d'huile de colza et réserver.
- Couper la carotte en fines tranches. Hacher le blanc de poireau.
- Déposer les légumes, saupoudrer du thym, au centre de la feuille d'aluminium, ajouter la feuille de laurier, rabattre les côtés de la feuille et fermer hermétiquement.
- Baisser la température du four à 180 °C et faire cuire 20 minutes ou jusqu'à ce que les légumes soient tendres.

DE LA VIANDE

Languettes de poulet
et piments rouges braisés à l'orange

Préparation : 20 min
Temps de cuisson : 8 min
Pour 1 personne

Ingrédients

150 g de poitrine de poulet
1 c. à thé d'huile d'olive
½ poivron rouge coupé en julienne
½ orange pressée
Au goût Sel et poivre

Préparation

- Couper le poulet en lanières et réserver.
- Dans une poêle, faire chauffer l'huile à feu moyen.
- Cuire le poivron 2 minutes en remuant, puis verser dans un plat de service et garder au chaud.
- Remettre la poêle sur le feu, saisir le poulet, saler et poivrer, puis couvrir et laisser cuire 5 minutes. Ajouter le poulet au poivron.
- Remettre la poêle sur le feu, y verser le jus d'orange, porter à ébullition et laisser bouillir 1 minute. Verser sur le poulet et le poivron. Servir bien chaud.

Le régime nordique

L'origine

Certains peuples sont réputés pour leur longévité et leur santé exceptionnelles. Nous n'avons qu'à penser aux habitants de l'île de Crète[1], en Grèce, ou à ceux d'Okinawa[2], au Japon ; ces derniers sont d'ailleurs reconnus pour avoir le plus grand nombre de centenaires, proportionnellement à leur population. Certaines sociétés demeurent, quant à elles, plus confidentielles, même si elles se trouvent dans le peloton de tête : les habitants de Vilcabamba, par exemple, un petit village situé tout au sud de l'Équateur. De la même manière, le régime scandinave est moins célèbre que le régime méditerranéen, mais cela tend à changer, puisqu'on loue de plus en plus le train de vie exemplaire des peuples nordiques.

En effet, les Norvégiens, les Suédois, les Finlandais, les Islandais et les Danois sont associés à la nature, à la paix ; bref, à une vie simple et saine. D'ailleurs, de récentes études se sont penchées sur leur mode de vie et ont soulevé quelques points saillants : la faible utilisation de tabac et d'alcool, la pratique régulière d'au moins un sport, les grands espaces – où l'air est moins pollué, où règne davantage le calme –, etc.

Quoiqu'elle ne soit pas l'unique explication de leur forme et de leur longévité prodigieuses, il est maintenant prouvé que l'alimentation des peuples nordiques en est une des causes principales (et peut-être même la principale). Des chercheurs ont choisi de se pencher spécifiquement sur la question ; parmi eux, le professeur Astrup et Anne Tjønneland. Le premier est un spécialiste en nutrition de l'Université de Copenhague. Il s'intéresse plus spécifiquement aux causes de l'obésité et à ses traitements possibles ; selon lui, le régime nordique favoriserait non seulement une vie saine et équilibrée de même que le maintien d'un poids santé, mais il préviendrait, entre autres choses, certaines mala-

---

1. Pour information, consultez la p. 25.
2. Il en sera d'ailleurs question à la p. 151.

dies cardiovasculaires, le cholestérol et le diabète. Anne Tjønneland, quant à elle, travaille pour la Société danoise du cancer, où elle est coordonnatrice du Centre de recherche HELGA («Santé nordique — alimentation de grains entiers»), dont l'objectif premier est de regrouper divers spécialistes en provenance des quatre coins de l'Europe du Nord afin de développer une pensée commune; l'alimentation et les habitudes de vie se ressemblent dans l'ensemble de la région, ce qui permet la mise en commun des recherches. Selon elle, les grains entiers, omniprésents dans le régime alimentaire nordique, joueraient un rôle majeur dans la prévention de certains cancers, peut-être même davantage que les fruits et les légumes. Son groupe approfondit d'ailleurs les recherches à ce sujet, afin de mieux comprendre les effets des grains entiers sur le corps humain.

Les personnes ciblées

Avec son apport considérable en fibres, en vitamines, en oméga-3 et en antioxydants, il est indéniable que le régime alimentaire nordique possède des bienfaits exceptionnels pour la santé.

La principale source de référence en la matière, un ouvrage d'Anne Dufour et de Carole Garnier, s'intitule *Le régime nordique: Les secrets santé des pays nordiques pour vivre plus longtemps et plus heureux.* Ce régime s'adresse plus spécifiquement à tous ceux qui sont soucieux de se maintenir en forme, mais qui aiment la bonne chair: en l'adoptant, on ne se prive pas; on mange sainement. C'est, entre autres choses, ce qui le rend aussi attrayant. En fait, l'alimentation nordique n'est pas un «régime» à proprement parler. Tout comme le régime crétois, elle consiste simplement en une cuisine traditionnelle qui possède plusieurs vertus.

Ainsi, ce régime convient à tout le monde et se révèle idéal pour les couples et les familles puisqu'il impose aucune restriction véritable; il favorise avant tout la consommation de produits sains et peu transformés. Par ailleurs, il n'est pas nuisible aux femmes enceintes, aux nourrissons ou à quiconque atteint d'une maladie. Tous peuvent profiter de ses bienfaits sans qu'il soit nécessaire de cuisiner plusieurs menus à chaque repas, situation ô combien récurrente lorsqu'un membre de la famille se met à suivre un régime.

Le seul bémol concerne ceux et celles souffrant d'intolérances ou d'allergies alimentaires, puisque les poissons et fruits de mer, sources assez fréquentes d'allergies, fournissent une grande part des protéines de cette alimentation. Même chose pour les into- lérants au gluten : l'avoine, l'orge et le seigle sont les principales céréales utilisées dans la cuisine nordique, et toutes trois en contiennent.

En outre, le régime nordique ne s'adresse pas directement à ceux et celles qui souhaitent maigrir, bien qu'adopter une telle alimentation entraîne presque nécessairement une perte de poids (surtout pour les personnes dont les habitudes ne sont pas des plus exemplaires). La perte de poids ne sera pas néces- sairement aussi rapide qu'avec un régime ne permettant que les fruits ou les protéines, mais elle sera continue. De toute façon, il n'est pas souhaitable de maigrir trop rapidement : cela engendre souvent un effet yoyo et une perte de tonicité mus- culaire (lorsque le corps manque de protéines, il puise celles-ci à même ses muscles).

Au fond, le régime nordique permet tout simplement de revi- siter ses habitudes alimentaires, et de corriger ses mauvais plis grâce à des choix plus sains. On doit viser le long terme lorsqu'on l'adopte ; au fil du temps, il permet d'acquérir un poids santé ainsi qu'une forme et une vitalité insoupçonnés. Bref, ce nouveau style de vie améliorera non seulement votre apparence, mais il profitera à votre organisme tout entier !

La description

Comme nous l'avons mentionné précédemment, les Scandinaves ont accès à de grands espaces et tout leur rythme de vie s'en trouve transformé. Non seulement sont-ils réputés pour être « écolos », mais ils sont intimement liés à la nature les environnant : ils pratiquent plusieurs sports de plein air comme la marche, le vélo, le ski et la raquette ; ils aiment faire trempette dans la neige après les moments passés dans les saunas ; ils favorisent les méthodes douces pour soigner leurs petits maux (par exemple, certaines huiles essentielles et des infusions de plantes sauvages comme le lichen). De même, ils privilégient une cuisine simple et basée sur des produits locaux comme les poissons, l'huile de poisson, les fruits de mer, la viande sauvage, le chou et les légumes racines – telles la betterave, la carotte et la pomme de terre –, le pain noir et les céréales entières – en particulier le seigle, l'avoine et l'orge –, les pommes, la rhubarbe et les petits fruits. Impression de déjà-vu ?

En effet, les aliments typiques des pays du Nord sont les mêmes que ceux du Québec, en raison de la similitude de nos climats. Mais tout comme nous, les Scandinaves sont influencés par les nouvelles tendances en alimentation : par exemple, le régime méditerranéen a pris beaucoup de place ces dernières années, et les peuples nordiques ont tendance à se tourner de plus en plus vers le pain blanc, les olives, l'huile d'olive, les tomates, etc. Conséquemment, leur propre alimentation perd en popularité, alors qu'elle n'a rien à envier à celle des Crétois et des Siciliens ! Elle est simplement différente, et probablement plus appropriée aux besoins engendrés par un climat rigoureux. Il est vrai que les habitants du Nord n'ont pas accès à la même variété de légumes que les peuples de la Méditerranée, mais mieux vaut miser sur des produits frais et locaux, cueillis lorsqu'ils sont à leur potentiel maximum de vitamines et de nutriments, que de consommer en grande quantité des aliments importés et cueillis verts.

Déjà peu contraignant, le régime nordique s'avère donc spécialement simple à suivre pour nous. De plus, il ne comporte pas de procédures comme le comptage des calories ingérées. Pas besoin non plus de peser chaque portion! En suivant le régime alimentaire nordique, on mange librement. Il s'agit de choisir des aliments judicieux et d'en consommer en quantité raisonnable, tout en prenant soin d'éviter le tabac, l'alcool et les grandes quantités de sucre, des substances toxiques auxquelles succombent moins les Scandinaves, de manière générale.

La formule gagnante du régime alimentaire nordique se trouve surtout dans sa concentration en antioxydants, en fibres, en oméga-3 et en vitamine D.

En effet, les antioxydants abondent dans cette diète, et ce, en particulier grâce aux petits fruits qui poussent en abondance l'été, dans les pays du Nord. Bleuets, canneberges, cerises et cassis font partie de l'alimentation quotidienne des Scandinaves, tout comme les pommes, betteraves, carottes, choux rouges, épinards et oignons, tous riches en antioxydants. Ceux-ci, vous le devinez, protègent le corps d'une certaine forme d'oxydation, en empêchant les radicaux libres – molécules d'oxygène instables et incomplètes – de s'unir à nos cellules saines afin de se compléter. Ainsi, les antioxydants préviennent un vieillissement prématuré du corps, les maladies du cœur, le cancer, l'arthrite et certaines infections (c'est pourquoi on recommande de boire beaucoup de jus de canneberges sans sucre ajouté lors d'infections urinaires). Les antioxydants sont également un anti-inflammatoire naturel.

L'apport en fibres du régime scandinave est aussi très élevé, puisque celui-ci contient du pain noir préparé à base de seigle entier, des céréales entières comme de l'orge et de l'avoine ainsi que de nombreux fruits et légumes. Notons que les fibres se trouvent uniquement dans les végétaux, qui sont les mêmes en Scandinavie et au Québec. Cependant, les peuples du Nord intègrent toute une variété de céréales à leur cuisine, alors que

nous fabriquons la majorité de nos aliments de base (pain, pâtisseries, pâtes alimentaires, desserts, etc.) avec le blé, bien qu'il ne
soit pas la céréale la plus digeste. Varier la gamme des produits
céréaliers permet de ne pas surcharger le système digestif tout
en fournissant à l'organisme une plus grande variété de nutriments. Faites comme les Nordiques et intégrez l'orge (dans les
soupes ou en plat d'accompagnement, comme le riz), l'avoine
(dans les muffins, les pains, le muesli), le seigle (ou le sarrasin,
plus populaire ici) à vos menus quotidiens ! Consommez ces
céréales entières afin de bénéficier de tout leur potentiel nutritif
et complétez votre portion journalière de fibres en mangeant
abondamment légumineuses, fruits (baies, pruneaux…) et
légumes. Ainsi, vous préviendrez certaines maladies comme le
cancer et le diabète, vous éviterez d'avoir un taux de cholestérol
trop élevé, et vous faciliterez votre digestion.

Par ailleurs, le régime alimentaire nordique est aussi riche en
oméga-3, que l'on surnomme également les «bons gras». Ces
acides gras ont un effet remarquable sur la santé, surtout celle
du cœur. Ils contribueraient à assouplir les vaisseaux du système
circulatoire tout en fluidifiant le sang. Une forte consommation
d'oméga-3 réduit donc considérablement les risques de formation
de caillots, qui sont à l'origine des accidents cardiovasculaires.
Ils préviendraient également plusieurs cancers – du sein, de la
prostate et du côlon – , la dépression et d'autres maladies d'ordre
psychologique et aideraient à conserver les os en bon état ainsi
qu'à régulariser le taux d'insuline. De plus, ils permettent de
maintenir un poids santé, puisqu'ils sont facilement brûlés par
l'organisme et qu'ils favorisent la combustion des sucres. Dans
quels aliments retrouve-t-on ces oméga-3 miraculeux ? Dans les
poissons gras (comme le saumon, la sardine, le hareng, le maquereau, le thon), l'huile de poisson, les œufs enrichis en oméga-3,
l'huile de canola, les graines de lin et les noix, principalement.

Finalement, la vitamine D participe elle aussi à la forme
rayonnante des Nordiques. Ils en font provision grâce à leur goût

du grand air (effectivement, le soleil est notre principale source de vitamine D), mais aussi en consommant des quantités importantes de poissons gras, d'huile de foie de poisson, d'œufs, de légumes verts, d'huiles végétales, de céréales, de champignons et de pain (la levure en contient). La vitamine D joue énormément dans la prévention du diabète, de la dépression, de certaines maladies de la peau et de cancers. Elle renforce le système immunitaire et est nécessaire à l'assimilation du calcium par notre métabolisme. Bref, elle est indispensable !

Les aliments-vedettes et les aliments interdits

Comme il ne s'agit pas d'un vrai régime, il n'y a pas vraiment d'interdits. Gardez simplement en tête que les Européens du Nord consomment traditionnellement moins d'alcool, de tabac, de sucre raffiné et de pain blanc que nous, et que cela concourt sans contredit à leur faible taux d'obésité et à leur forme exemplaire. On peut toutefois prendre note des aliments-vedettes : les poissons (surtout les gras, comme le saumon, le hareng, le maquereau et les sardines, mais aussi quelques poissons maigres comme la morue, l'aiglefin et la truite), les fruits de mer et crustacés (le crabe, la crevette), l'huile de poisson et de foie de poisson (généralement de morue), les céréales complètes (surtout l'avoine, l'orge, le seigle) et le pain noir à base de seigle entier (appelé le Vollkornbrot), les viandes, mais surtout les maigres (bœuf et gibiers), les baies (cerises, mûres, bleuets, groseilles) et la pomme, de même que plusieurs légumes (ail, oignon, asperge, chou, légumes racines) et herbes aromatiques (aneth et autres).

Les points forts et les points faibles

• Facile à appliquer pour nous (du fait que les climats et les produits des pays nordiques sont comparables aux nôtres).

Nous utilisons déjà plusieurs des aliments-vedettes dans notre cuisine dite traditionnelle. On mange donc frais et local !

- Pas d'obsession du poids ici ; on mise sur la forme physique, la santé et le bien-être. Il est aussi question de prévenir certaines maladies.
- Programme alimentaire plutôt économique.
- On accède à une alimentation saine et variée, bonne pour l'énergie et la mémoire.
- Ne permet pas de perdre du poids rapidement, si c'est ce que l'on souhaite. Cela peut en décourager plus d'un, et mener à un retour aux mauvaises habitudes.
- Les grands carnivores n'y trouveront pas toujours leur compte.
- Ceux et celles qui n'aiment pas le poisson et les fruits de mer ou qui y sont allergiques demeureront en reste.

LE MENU DU JOUR

MATIN

Jus de fruits, une ou deux tranches de pain noir à base
de seigle (Vollkornbrot), légèrement beurrées et garnies
de confiture de fruits rouges, yogourt nature
ou agrémenté de fruits et de miel
Thé, café ou tisane
N'oubliez pas votre cuillère à thé ou votre capsule
d'huile de foie de morue !

MIDI

Salade de crabe (ou de crevettes) avec concombre,
avocat et pamplemousse
Accompagnement de biscottes ou d'une tranche
de pain noir à base de seigle
Croustade aux pommes et à la rhubarbe

COLLATION

Craquelins avec du pâté de foie de poisson et un fruit

SOIR

Soupe aux légumes, gibier servi avec verdure
et purée de légumes racines
Compote de fruits rouges et/ou de pommes aux épices
Infusion

QUELQUES RECETTES INSPIRÉES DU RÉGIME NORDIQUE

UNE ENTRÉE

Potage de carottes et de panais

Préparation: 20 min
Temps de cuisson: 40 min
Pour 6 personnes

Ingrédients

1 c. à soupe d'huile d'olive
1 gros oignon émincé
1 gousse d'ail
2 t de carottes coupées grossièrement
2 t de panais coupés grossièrement
1 petite pomme de terre en morceaux
6 t de bouillon de volaille ou de bouillon de légumes
Au goût Sel et poivre
Une pincée de muscade

Préparation

- Faire chauffer une grande casserole à feu élevé, y ajouter de l'huile d'olive. Faire suer l'oignon et la gousse d'ail durant quelques minutes.
- Ajouter les carottes et le panais. Faire revenir environ cinq minutes.
- Ajouter les morceaux de pomme de terre et le bouillon.
- Baisser légèrement le feu, déposer le couvercle sur la casserole et laisser mijoter longuement, de 35 à 40 minutes.
- Retirer du feu et laisser refroidir un peu avant de passer au mélangeur.
- Assaisonner au goût.

Note: Vous pouvez ajouter un filet de crème fraîche au moment de servir.

UN PLAT

Wapiti à la sauce aux cerises

Préparation : 15 min
Cuisson : 20 min
Pour 4 personnes

Ingrédients

600 à 750 g de wapiti (épaule ou ronde)
Moutarde de Meaux
1 c. à soupe d'huile
1 petit oignon (ou **2-3** échalotes françaises) haché finement
½ t de vin rouge
¼ t de confiture de cerises (idéalement faite maison)
2 branches de romarin
Au goût Sel et poivre

Préparation

• Faire de beaux cubes (2-3 cm) avec la pièce de wapiti. Saler, poivrer et enrober d'une légère couche de moutarde de Meaux.
• Dans une poêle bien chaude, faire revenir l'oignon ou les échalotes dans un peu d'huile.
• Ajouter les morceaux de wapiti et les saisir de tous les côtés. Attendre jusqu'à ce que la cuisson soit presque complétée. Retirer les cubes et les laisser reposer dans une assiette.
• Déglacer avec le vin rouge en grattant le fond de la poêle, pour conserver les sucs. Ajouter la confiture de cerises et le romarin. Faites réduire jusqu'à l'obtention d'une sauce. Rectifier l'assaisonnement au besoin.
• Passer la sauce au tamis et la remettre dans la poêle. Baisser le feu et terminer la cuisson du wapiti.
• Servir avec des pommes de terre pilées et un légume vert.

UN DESSERT

Pommes au vin rouge et aux épices

Préparation: 15 min
Cuisson: 15 min
Pour 4 personnes

Ingrédients

4 pommes (p. ex. des Cortland, idéales pour la cuisson)
1 noix de beurre
400 ml de vin rouge
2 c. à soupe de cassonade
2 clous de girofle
½ bâton de cannelle
3-4 graines de piment de la Jamaïque

Préparation

- Éplucher les pommes, les couper en deux et retirer les pépins.
- Dans une poêle chaude, déposer la noix de beurre, puis les pommes.
- Chauffer un peu de chaque côté et ajouter le vin rouge, la cassonade, les clous de girofle, la cannelle et le piment de la Jamaïque. Porter à ébullition, puis baisser le feu.
- Une fois les pommes cuites mais toujours fermes, les réserver dans une assiette et poursuivre l'évaporation du vin jusqu'à l'épaisseur désirée.
- Passer au tamis et verser sur les moitiés de pommes. Servir.

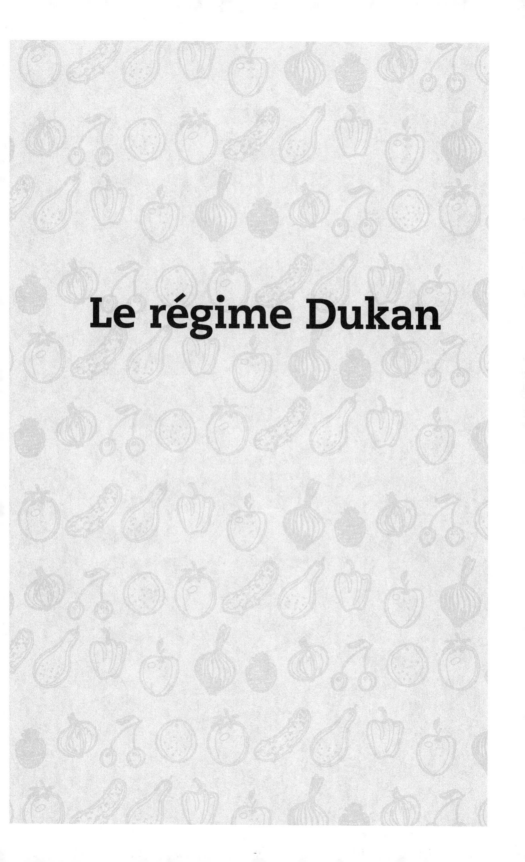

Le régime Dukan

L'origine

Comme plusieurs de ses frères (Atkins – son homologue américain, avec lequel il partage quelques similitudes – [voir p. 53], Montignac [p. 69], Cohen, etc.), le régime Dukan porte le nom de celui qui l'a inventé (on l'appelle aussi régime des «protéines alternatives» ou «protal», en combinant les premières syllabes de chaque mot). Ses origines remontent à l'époque où le Dr Pierre Dukan commençait sa carrière comme praticien généraliste à Paris; il n'était pas encore spécialiste de la nutrition. Il avait alors un client obèse – un éditeur décrit en termes élogieux – qui avait une confiance quasi aveugle en lui, du fait qu'il traitait déjà admirablement son asthme. Un jour, l'éditeur entra dans son bureau en lui exprimant découragement et inconfort; après maintes tentatives de perdre du poids, il reprenait toujours ses kilos et parfois même quelques-uns en plus. Démoralisé, il ordonna au Dr Dukan de le faire maigrir une bonne fois pour toutes, en exigeant seulement qu'il ne le prive pas de viande, aliment dont il était fou et qu'il se refusait à supprimer de son alimentation.

Le Dr Dukan le prit au mot et lui enjoignit de ne manger que de la viande (en évitant cependant les viandes et les parties grasses) et de boire beaucoup pour les cinq journées à venir. À son grand étonnement, son patient, au terme des cinq jours, avait perdu un nombre équivalent de kilos. Il lui demanda donc de récidiver, après quoi il lui ferait passer des tests d'urine et de sang. Non seulement ceux-ci se sont révélés irréprochables, mais l'éditeur avait perdu deux kilos supplémentaires. Cinq jours de plus lui permirent de perdre encore un kilo et demi, et la même chose se produisit au cours des cinq jours subséquents, durant lesquels poissons et fruits de mer furent ajoutés au régime initial. Le poids continuait de dégringoler, et les tests sanguins et urinaires demeuraient impeccables. Quel bonheur!

Le Dr Dukan prescrivit donc à son patient de poursuivre dans la même voie, mais en élargissant la gamme d'aliments protéinés à ingérer (œufs, volaille maigre, produits laitiers faibles en gras) et, surtout, en y ajoutant des légumes, pour prévenir une carence en vitamines et en fibres. De plus, il était absolument essentiel que son patient boive au moins trois litres d'eau quotidiennement. Au retour de ces cinq journées et contre toute attente, l'éditeur n'avait perdu aucun kilo : son métabolisme devant gérer plusieurs formes de nutriments à la fois, la digestion s'en trouvait complexifiée et la perte de poids, ralentie.

Le Dr Dukan poursuivit le traitement de son patient en lui suggérant d'adopter le régime des protéines pures une semaine sur deux, l'autre semaine consistant à combiner protéines et légumes. Le poids de celui-ci se remit à chuter, mais moins rapidement qu'au début du processus : l'amaigrissement était plus intensif lors de la semaine des protéines pures et avait tendance à stagner le reste du temps.

C'est ainsi que le régime des protéines alternatives vit le jour. Pour le compléter, il ne suffisait plus que de comprendre comment stabiliser le poids du patient lorsque celui-ci serait parvenu au poids souhaité. (Selon le Dr Dukan, les protides – dont les protéines constituent la principale classe – sont les seuls nutriments sur lesquels peut être entièrement basé un régime, car une alimentation restrictive composée de glucides ou de lipides serait nocive pour le taux de cholestérol et les risques de développer le diabète.)

Les personnes ciblées

Les gens qui souffrent d'obésité, c'est-à-dire qui possèdent une masse corporelle largement supérieure à leur poids idéal (leur IMC est égal ou supérieur à 30[1]), connaissent de grands risques de développer divers troubles de santé tels le diabète, des maladies cardiovasculaires, des problèmes articulaires, une dépression

---

1. Pour savoir ce qu'est l'IMC (indice de masse corporelle), se référer à la p. 13. Pour apprendre comment le calculer, voir la p. 179.

ou des désordres du sommeil. Le régime du Dr Dukan s'adresse directement – et strictement – à elles. Lorsqu'on l'adopte, on doit être motivé et garder en tête qu'on est contraint de le suivre toute sa vie.

Si ce régime n'est pas indiqué pour ceux et celles qui désirent perdre le surplus de poids accumulé pendant les vacances des Fêtes ou qui souhaitent retrouver leur ligne avant de s'étendre sur les plages des tropiques, c'est que, selon certains spécialistes, les personnes qui ne peuvent être qualifiée d'«obèses» s'exposeraient à des conséquences irréversibles en l'adoptant, comme une modification de leur poids santé ou une confusion des signaux de satiété et de faim envoyés au cerveau par le corps. En fait, un régime à base de protéines dérègle considérablement l'organisme. Des symptômes peuvent d'ailleurs survenir lorsque l'on amorce ce type d'alimentation très réglementée et ils ne sont pas des plus agréables : sensation de bouche sèche, mauvaise haleine, constipation, fatigue, etc. En somme, la décision d'entamer le régime Dukan doit être prise très au sérieux.

La description

Le Dr Pierre Dukan comprend bien la psychologie et les besoins des gens souffrant d'obésité[2]. Sachant que ceux-ci sont en général de bons vivants, il ne fait pas appel à une méthode hypocalorique ou à des portions insignifiantes. Il sait que, comme nombre de personnes, ses patients aiment manger – et souvent trop, malheureusement… (Les désordres d'ordre physiologique seraient en effet plutôt rares pour expliquer les cas d'obésité.)

Malheureusement, trop de gens perdent quantité de kilos et les reprennent aussitôt, parfois même davantage. Cet effet yoyo,

---

2. D'ailleurs, une petite mise en garde ici : le médecin n'y va pas de main morte dans ses ouvrages. Il use des mots «gros» et «obèse» à volonté. Ne soyez donc pas étonné lors de votre lecture et, surtout, n'y voyez rien de personnel !

qui peut être expérimenté à plusieurs reprises au cours d'une vie, est, d'une part, bien décourageant pour quiconque veut perdre du poids et, d'autre part, très malsain pour l'organisme. Effectivement, le corps se met en mode «survie» lorsqu'on ne l'alimente pas convenablement. Le stockage des graisses est son mécanisme de défense naturel, employé pour contrer la privation et prévenir les carences de toutes sortes. C'est pour cette raison que l'on est bien plus sujet à engraisser après un régime qu'à tout autre moment. Un retour précipité au poids initial suivi d'une autre période d'amaigrissement (et ainsi de suite) conduit à un dérèglement complet du corps.

Le Dr Dukan a misé sur cet élément distinctif, c'est-à-dire qu'il s'est efforcé de créer un régime qui occasionne une perte de poids définitive. La personne qui suit le régime des protéines alternatives peut en effet manger à sa faim: certains aliments portent l'étiquette «à volonté». Savoir cela peut être franchement motivant lorsque l'on commence un régime amaigrissant.

Avant de s'attarder plus en détail au déroulement du régime Dukan, nous nous devons de savoir ce qu'est une protéine. Il s'agit d'une longue molécule, formée d'une ou de plusieurs chaînes d'acides aminés. Elle joue un rôle de première importance dans la vie cellulaire. Par exemple, les protéines sont responsables de la régénération des muscles du corps humain, elles agissent comme coupe-faim, etc. Le blanc d'œuf est, dans cette classe, l'aliment le plus pur qui soit, puisqu'il est composé presque uniquement de protéines. La viande, la volaille, les poissons, les fruits de mer, les produits laitiers, les graines, les noix et les légumineuses constituent également de grandes sources de protéines.

Phase 1 – LES PROTÉINES PURES

Durant la phase d'attaque, seules les protéines sont permises (ni glucides – fruits, légumes, produits céréaliers – ni lipides – matières grasses); le poids chute à vue d'œil. Bien que cette phase comporte beaucoup de restrictions, les aliments autorisés peuvent être consommés à volonté. Impossible, donc, de souffrir de la sensation de faim, si accablante au début de certains régimes. Petit hic: il faut être inventif pour les menus, sinon ils deviennent complètement (et rapidement) déprimants. Heureusement, la méthode Dukan propose un bel éventail de recettes.

Il faut beaucoup boire au cours des quatre phases du régime, mais tout particulièrement pendant la première (au moins 1,5 litre, idéalement plus). En effet, des toxines sont alors libérées par le corps, et les éliminer s'avère primordial. De plus, boire suffisamment préviendra la sensation de bouche sèche propre à cette phase. Comme il est tout à fait normal de se sentir contraint par les rares aliments permis, s'approvisionner de ceux qui peuvent être consommés à volonté vous empêchera de succomber aux tentations de toutes sortes, davantage persistantes en début de régime. N'hésitez pas à remplir votre réfrigérateur de viandes maigres, de volailles, et de vos poissons et fruits de mer préférés, sans oublier les œufs et les fromages allégés.

Il est important de bien vous reposer et, il vaut la peine de le répéter encore une fois, de boire à profusion durant cette première phase où le corps travaille énormément: il brûle quantité de graisses, élimine beaucoup d'eau et tente de s'habituer à son nouveau régime alimentaire. Conséquemment, de la fatigue peut se faire ressentir. Ne sautez pas de repas et évitez les efforts physiques afin d'épargner votre corps, en pleine période d'adaptation. Surtout, pas d'écarts! C'est précisément grâce à de la consommation exclusive de protéines les plus pures possible que le poids chute si rapidement. Gardez en tête que ces premiers jours décideront en grande partie du résultat de votre régime tout entier.

Phase 2 – LA CROISIÈRE

Cette phase alterne entre journées de protéines et de légumes et journées de protéines pures. Le rythme varie d'une personne à l'autre : chaque période peut durer de un à cinq jours, soit une journée de protéines avec légumes pour une journée de protéines pures, soit cinq journées de protéines avec légumes pour cinq journées de protéines pures. La décision dépendra de l'âge de la personne qui entreprend le régime, de sa condition physique, du nombre de kilos à perdre, etc. La quantité d'aliments reste illimitée, à la fois pour les protéines que pour les légumes; il faut cependant respecter de manière stricte la liste des produits permis.

La perte de poids, ici, se fait moins rapide (environ un kilo par semaine), mais elle est régulière et s'effectue par paliers : elle s'accentue lors des journées de protéines pures. Aussi, l'amaigrissement est moins apparent puisque l'on réintègre les légumes (et donc beaucoup d'eau) dans l'alimentation. Cette phase se poursuit tant et aussi longtemps que le poids fixé en début de parcours n'est pas atteint.

Phase 3 – LA CONSOLIDATION

On entre dans la phase 3 lorsque l'on a atteint la poids fixé en début de régime. Celle-ci porte bien son nom : on consolide les acquis afin de maintenir son poids, d'éviter l'effet yoyo et de regagner aussitôt les kilos durement perdus. Elle est cruciale, du fait que le corps se bat contre l'important amaigrissement qui lui a été imposé. Il réagit en maximisant les aliments ingérés, c'est-à-dire qu'il tire profit de chaque calorie. Le corps espère ainsi refaire ses réserves; autrement dit, les méfaits de tous les petits extras seront ici bien pires qu'à l'ordinaire. Peu à peu, il perdra néanmoins ses défenses et s'habituera à son nouveau poids. La phase 3 couvre donc la période où le corps est le plus vulnérable. Elle est d'une durée variable, très simple à calculer : chaque kilo perdu nécessite 10 jours de consolidation.

Cette troisième phase peut paraître longue, mais la bonne nouvelle, c'est qu'elle permet beaucoup plus de liberté. Entre autres, le pain, les fruits et le fromage refont leur entrée dans le régime alimentaire quotidien – en quantités limitées, cependant ! Presque tous les fruits sont dorénavant permis (voir la liste des « interdits » en p. 143) à raison d'un par jour, de même que deux tranches de pain complet et 40 g de fromage affiné. Deux portions de féculents (pâtes alimentaires, riz complet, etc.) et une portion de viande plus grasse par semaine sont également admises. Et la véritable bonne nouvelle : vous avez désormais droit à deux « repas de gala » hebdomadaires ; tous les aliments sont alors de retour dans votre assiette… même le foie gras, la poutine et les desserts ! Seules deux conditions s'imposent : il est interdit de se servir deux portions d'un même plat, et les repas de gala ne peuvent être pris successivement. On doit en effet laisser passer une journée entre les deux afin que le corps trouve le moyen de gérer tous les aliments réinsérés dans l'alimentation.

Une dernière chose : la personne qui suit le régime Dukan se doit de conserver une journée de protéines pures par semaine (seulement les protéines permises lors de la phase 1). Le Dr Dukan recommande les jeudis, mais n'importe quelle autre journée de la semaine fera l'affaire, selon l'horaire de chacun. L'important est d'opter pour une journée durant laquelle il sera toujours possible de se consacrer au régime des protéines pures. Cette restriction constante est le gage que votre poids demeurera au niveau souhaité, malgré les petits à-côtés.

Phase 4 – LA STABILISATION DÉFINITIVE

Ah ! Maintenant, vous êtes libre ! Enfin, presque ! Le mot « définitif », ici, possède deux sens : si vous suivez à la lettre le régime Dukan, vous perdrez votre poids une bonne fois pour toutes.

Or, cela exige de vous un engagement irrévocable. Lors de cette dernière phase, vous redevenez maître de votre vie et, surtout, de votre alimentation, mais il reste trois restrictions auxquelles vous devrez vous soumettre sans fléchir, et l'une d'entre elles pèse plus que les deux autres. Les voici:

- Vous adopterez les escaliers (que vous grimperez vous-même… pas d'escaliers roulants) plutôt que l'ascenseur ou, mieux, vous ferez un peu de sport;
- Vous avalerez tous les jours 3 c. à soupe de son d'avoine;
- Vous conserverez le jeudi (ou la journée de votre choix) une alimentation à base de protéines pures (celles de la phase 1).

La première consigne va de soi – il est évidemment beaucoup plus facile de conserver son poids lorsque l'on dépense de l'énergie – , mais pas nécessairement les deux autres. En fait, le son d'avoine apporte plusieurs bénéfices à un régime alimentaire: il favorise le transit, il atténue les symptômes de la faim (en gonflant dans l'estomac), etc. De plus, il est facile d'utilisation: on peut simplement en saupoudrer les céréales du matin, en intégrer dans une soupe, un *smoothie*, des muffins, etc. Pour ce qui est du jeudi protéiné, il est garant du succès Dukan et vous devez donc vous y conformer. Cette journée hebdomadaire de protéines pures permet à votre corps (tout comme dans les autres phases) de n'avoir qu'un seul nutriment à digérer; il est ainsi en mesure de «se mettre à jour» et de libérer les calories accumulées durant le reste de la semaine.

Les aliments-vedettes et les interdits

Phase 1

Vedettes: Cheval, bœuf (sauf la côte, l'entrecôte et la langue), veau, lapin, abats, charcuteries maigres, poulet (sans la peau), caille, dinde, pigeon, pintade, steak d'autruche, œufs de caille et de poule, produits laitiers à 0 % de matières grasses, ail et oignons en condiments, l'ensemble des poissons (sauf ceux que l'on achète dans l'huile) et fruits de mer ainsi que toutes les épices et herbes fraîches.

Interdits: Absolument tout le reste, c'est-à-dire N'IMPORTE QUEL autre aliment, quel qu'il soit.

Phase 2

Vedettes: Les mêmes que durant la phase 1, en plus des légumes suivants: artichauts, asperges, aubergines, bettes, brocoli, céleri, champignons, chou (toutes les variétés), chou-fleur, citrouille, cœurs de palmier, concombres, courgettes, endives, épinards, fenouil, haricots verts, laitue (toutes les variétés), oignons, poireau, poivron, radis, soya, tomates, betteraves (tolérées) et carottes (tolérées)

Interdits: Tout le reste.

Phase 3

Vedettes: Les mêmes que dans les phases 1 et 2, auxquelles on ajoute fruits, pain, fromages, féculents et autres viandes.

Interdits: Fruits: amandes, arachides, bananes, cerises, noisettes, noix, noix de cajou, pistaches, raisin. Pain: baguette, pain blanc, pain de mie. Fromages: brie, camembert, chèvre, roquefort, pâtes molles. Féculents: croustilles, frites, pommes de terre sautées, riz blanc. Viandes: échine de porc, gras autour du jambon, jambon cru, jambon de pays et morceaux de gras du gigot.

Phase 4

Tout est permis. Seulement, il ne faut pas oublier les jeudis pro-téinés (retour à la phase 1 pour une journée), les 3 c. à soupe quotidiennes de son d'avoine et les escaliers à grimper.

Les points forts — les points faibles

* Le régime Dukan exige beaucoup d'efforts mais, si on le suit à la lettre, il est efficace pour un très grand nombre de personnes.
* La perte de poids, lors de la première phase, est rapide et encourageante.
* Les protéines ont pour effet de rassasier rapidement.
* Il s'agit d'un régime à vie (la dernière phase, qui implique 3 c. à soupe de son d'avoine quotidiennement et les jeudis protéinés, ne doit pas être interrompue), ce qui peut en repousser plus d'un.
* C'est un régime qui coûte cher : les viandes, poissons et fruits de mer ne sont pas des aliments économiques.
* Ceux qui digèrent mal les viandes ou qui souffrent d'allergies ou d'intolérances alimentaires n'y trouveront pas leur compte.
* La personne qui suit le régime Dukan est laissée à elle-même alors qu'elle doit composer avec de grosses responsabilités et une méthode assez lourde (quoique l'on puisse trouver du soutien sur Internet, mais il faut alors débourser de l'argent). Ceci est susceptible de jouer contre la motivation.
* Les côtés agréables et sociaux des repas en prennent pour leur rhume !
* Certains médecins et spécialistes déconseillent ce régime qui, selon eux, nuirait à la santé. Plusieurs témoignages vont aussi en ce sens, évoquant des carences alimentaires (vitamines, minéraux, fibres, etc.).
* Les gens qui apprécient une alimentation variée n'y trouveront pas leur compte, surtout dans les premières phases.

LE MENU DU JOUR
(phase 1)

MATIN

Tisane, thé ou café sans sucre, avec ou sans lait écrémé
Omelette au jambon
(avec 1 ou 2 tranches de jambon dégraissé)

MIDI

Crevettes au safran et au fromage frais
à 0 % de matières grasses

COLLATION

1 yogourt nature à 0 % de matières grasses

SOIR

Tartare de bœuf ou de viande chevaline
Île flottante

Ne pas oublier de boire beaucoup d'eau toute la journée! Par ailleurs, il est possible de manger davantage si on en ressent le besoin. Il faut cependant s'en tenir aux aliments permis.

QUELQUES RECETTES INSPIRÉES DU RÉGIME DUKAN (phase 1)

UNE ENTRÉE

Tartare de saumon

Préparation : 20 min
Temps de cuisson : 0 min
Pour 1 personne

Ingrédients

70 g de filet de saumon bien frais
1 petit morceau d'oignon rouge haché finement
1 soupçon de moutarde de Meaux (seulement pour relever le goût)
Quelques gouttes de vinaigre de vin rouge
Au goût Poivre

Préparation

- Retirer la peau du saumon. Le couper en fines lamelles.
- Remplir de glace le tiers d'un grand cul-de-poule. Y déposer un cul-de-poule plus petit, dans lequel auront été mis les morceaux de saumon.
- Ajouter l'oignon haché, la moutarde, le vinaigre de vin rouge et le poivre.
- Bien mélanger les ingrédients et servir.

UN PLAT

Omelette jambon-fromage

Préparation : 5 min
Temps de cuisson : 10 min
Pour 1 personne

Ingrédients

3 œufs
Un peu de lait écrémé
Un petit morceau d'oignon haché finement
1 ou 2 tranches de jambon dégraissé et coupé en morceaux
Un peu de petit-suisse à 0 % de matières grasses
Au goût Poivre

Préparation

- Dans un bol, casser et déposer les deux premiers œufs ; y ajouter seulement le blanc du troisième.
- Fouetter légèrement. Incorporer le lait et fouetter avec plus de vigueur.
- Ajouter l'oignon, le jambon, le fromage et le poivre.
- Mélanger les ingrédients et les déposer dans une poêle antiadhésive bien chaude.
- Réduire le feu et recouvrir la poêle. Attendre que l'omelette soit cuite ; le dessus doit rester légèrement baveux.
- Servir.

Île flottante à la vanille

Préparation: 5 min
Temps de cuisson: 5 min
Pour 1 personne

Ingrédients

1 t de lait écrémé
½ gousse de vanille
2 œufs

Préparation

- Verser la tasse de lait dans une petite casserole et faire chauffer doucement (le lait devra frémir, mais pas bouillir).
- Pendant ce temps, fendre la gousse de vanille et en gratter l'intérieur avec un petit couteau ou une cuillère; ajouter au lait en train de chauffer.
- Séparer les blancs des jaunes d'œufs, en conservant les blancs dans un bol.
- Battre les blancs d'œufs jusqu'à ce qu'ils montent en une neige ferme.
- Lorsque le lait frémit, le filtrer pour en retirer les éclats de vanille. Remettre sur le feu.
- À l'aide de deux cuillères, former de petites îles de neige (de forme ovoïde) et les déposer dans le lait chaud.
- Les îles sont prêtes lorsqu'elles deviennent fermes au toucher.
- Servir.

Le régime agar-agar

L'origine

Le régime agar-agar est en relation directe avec le régime d'Okinawa, en vogue depuis déjà quelques années. Pendant asiatique
(avec un je-ne-sais-quoi d'exotique) des régimes nordique et
crétois (voir p. 119 et 23), ce dernier se base sur le mode de vie
des habitants de l'île japonaise d'Okinawa, réputés pour leur
longévité, leur vitalité et leur bonne humeur. D'ailleurs, un adage
okinawais dit : « À 80 ans, on est encore un gamin ; à l'âge de
90 ans, on n'est qu'un enfant ; si la mort veut nous emmener au
ciel, on lui demande d'attendre jusqu'à 100 ans. »

Qu'est-ce qui, dans le rythme de vie des habitants d'Okinawa,
engendre une telle vivacité ? Plusieurs éléments entrent en ligne
de compte : rester actif – les Okinawais travaillent apparemment
longtemps et pratiquent tous une activité physique au quotidien,
comme la marche et le jardinage –, entretenir des relations inter-
personnelles riches, prendre la vie comme elle vient, avec sérénité
et simplicité, rester près de la nature, etc. Cela dit, leur régime
alimentaire se place certainement dans le peloton de tête de cette
liste. En effet, plusieurs spécialistes de la santé s'entendent pour
dire que la manière dont on se nourrit est un des points déter-
minants dans la possession d'une plus ou moins bonne forme
physique. Sur ce point, les Okinawais se distinguent de plusieurs
manières. D'ordinaire assez frugaux, ils mangent beaucoup de
fruits, de légumes et de céréales, mais une faible quantité de
produits animaliers et de sucre ; de plus, ils transforment peu
leurs aliments et apprêtent une cuisine simple, qui met en valeur
des produits de saison, frais et presque sans cuisson. Le menu
okinawais comporte également plusieurs algues, dont l'agar-agar
– *kanten* en japonais – ; on la nomme aussi « mousse du Japon ».

L'agar-agar est une algue rouge en provenance des océans
Pacifique et Indien ainsi que de la mer Méditerranée. Les
Japonais (et surtout les Japonaises) tirent profit de ses vertus
depuis le xixᵉ siècle ; en Occident, il ne s'est fait connaître

qu'après la Deuxième Guerre mondiale. L'agar-agar a la réputation de garder la ligne fine et de rendre les cheveux épais et lustrés ; il empêcherait également ces derniers de blanchir. Même s'il est connu de notre côté du globe depuis plusieurs décennies, ce n'est qu'à partir de la récente crise de la vache folle qu'il a gagné en popularité auprès du grand public. À l'époque, des chefs se sont mis à le cuisiner puisqu'ils devaient trouver une solution de rechange aux gélifiants d'origine animale, devenus problématiques. Depuis, l'agar-agar est utilisé dans de plus en plus de foyers et il a fait une percée importante dans le domaine des régimes alimentaires. Vous comprendrez sous peu que cela n'est pas sans raison.

Vous vous demandez peut-être ce qu'est, au juste, l'agar-agar. Il s'agit d'un gélifiant, et il doit être utilisé comme tel. L'idée n'est pas d'en intégrer à toutes vos recettes, mais de l'utiliser afin de donner de la texture et de la consistance à vos plats. Les préparations auxquelles il sera ajouté épaissiront (si la quantité d'agar-agar est faible), jusqu'à former une gelée consistante (si elle est importante). Pour ce faire, il faut simplement en intégrer à une préparation liquide, porter celle-ci à ébullition quelques minutes (l'agar-agar a besoin d'être chauffé pour se gélifier) et laisser reposer. Vous pouvez associer l'agar-agar aux légumes, aux fruits ou aux fruits de mer, de façon à les apprêter en aspics. Terrines et pâtés peuvent également être renouvelés. Cependant, quoiqu'il soit sans goût, l'agar-agar ne se marie pas avec tous les ingrédients. Réinventer notre pâté chinois national en version agar-agar n'est probablement pas la meilleure façon d'innover, bien que cela puisse se faire (il serait, par exemple, possible de cuire la viande dans un peu de bouillon, d'y intégrer l'agar-agar, de laisser reposer la préparation et de déposer les autres ingrédients sur de petites tranches de cette gelée). Certains plats se prêtent tout simplement mieux à l'expérience que d'autres ; à vous d'user de créativité… et de jugement !

Une des caractéristiques de l'agar-agar qui lui vaut bien des adeptes dans la sphère nutritionnelle est son effet rassasiant. En effet, il gonfle dans l'estomac (jusqu'à tripler de volume), ce qui procure rapidement une sensation de satiété et porte, par conséquent, à moins manger. De plus, l'algue est très riche en fibres, raison pour laquelle elle contente rapidement les estomacs affamés, contre les petites fringales et favorise une bonne régularité. Tous ces bienfaits ont permis à l'agar-agar de se bâtir une réputation d'«aliment minceur» et, ainsi, de se tailler une place de choix dans l'univers effervescent des régimes.

Les personnes ciblées

L'agar-agar s'adresse à tous – même les végétaliens peuvent l'adopter, puisqu'il est entièrement végétal –, mais doit être consommé de façon modérée. Les seules restrictions concernent la quantité utilisée, laquelle ne doit pas dépasser 3 à 4 g quotidiens par personne, étant donné ses effets laxatifs. Atteindre cette quantité est possible si on le consomme en infusion, à raison de 1 g par portion, mais autrement, dans le cas de plats cuisinés, la quantité d'agar-agar utilisée n'est pas importante: on utilise généralement 3 ou 4 g pour préparer des recettes qui nourriront de 4 à 6 personnes. Attention! Certains plats en demandent davantage! Plus la préparation est solide, plus elle est concentrée en agar-agar. Par ailleurs, du point de vue de la fréquence, il n'y a pas vraiment de règles à respecter. Vous pouvez consommer de l'agar-agar une ou deux fois par jour, une fois aux deux semaines... comme bon vous semble! Tâchez simplement de ne pas excéder 4 g en 24 heures.

Si vous consommez des médicaments sur une base régulière, il est préférable de s'informer, auprès d'un spécialiste de la santé, des interactions possibles avec l'agar-agar, de même que dans le cas de certaines allergies et intolérances alimentaires, telles qu'à l'iode.

Bref, vous pouvez intégrer l'agar-agar à un plan d'amaigrissement ou simplement à une alimentation saine et équilibrée afin de conserver un poids santé.

La description

Le régime agar-agar ne constitue pas un plan d'amaigrissement. Comme nous l'avons mentionné, cette algue est un gélifiant sans goût et comparable à la gélatine, mais elle est, au contraire de celle-ci, 100 % végétale. Son pouvoir gélifiant est environ huit fois supérieur à celui de la gélatine régulière, grâce à l'« agarose », une substance formée de molécules de glucose.

En plus d'être entièrement végétal, l'agar-agar comporte d'autres avantages. D'une part, il n'est pas nécessaire de réfrigérer les recettes qui l'incorporent pour qu'elles figent. D'autre part, bien qu'il faille chauffer l'agar-agar afin d'activer ses effets gélifiants, cette gélification est réversible, c'est-à-dire qu'il est possible de chauffer de nouveau votre plat. Si, par exemple, vous avez oublié d'y inclure un ingrédient important, reprenez simplement la préparation à base d'agar-agar, portez-la une seconde fois à ébullition, ajoutez l'ingrédient manquant et le tour est joué! Cela est simplissime et vous évite de gaspiller une recette!

L'agar-agar peut s'acheter en filaments: les algues ont alors été trempées, rincées, puis bouillies, avant d'être égouttées et séchées. On doit porter ces filaments à ébullition pendant plusieurs minutes; seul le résidu qui se forme sur les bords de la casserole sera utilisé. Cette méthode est laborieuse, sans compter qu'elle peut tacher; on recommande plutôt d'acheter l'agar-agar en poudre. Il est plus facile à trouver en magasin sous cette forme et, surtout, tellement plus simple à utiliser! Vous avez le choix entre des sachets individuels de 2 g ou des contenants (par exemple, des boîtes de 100 g, ce qui est amplement suffisant).

Un temps d'adaptation est nécessaire au début, puisque l'agar-agar doit être dosé méticuleusement. Pour vous faciliter la tâche, utilisez une balance de précision, qui mesure au gramme près.

Si vous n'en possédez pas et que vous ne souhaitez pas vous en procurer une, une cuillère métrique ou à dose devrait faire l'affaire. Il faudra cependant mesurer avec exactitude le volume que donne un gramme d'agar-agar avant de vous lancer. Et il sera sans doute nécessaire de réajuster vos quantités : la densité de la poudre varie légèrement selon les marques, et même d'un pot à l'autre. « Précision » est le mot d'ordre ici !

Un des avantages qui contrebalance ces petits inconvénients est certainement la facilité d'utilisation de l'agar-agar : il s'agit simplement de l'intégrer à une préparation liquide qu'on aura préalablement fait bouillir. Bien fouetter cette préparation est important, idéalement à l'aide d'un mélangeur à pied. Puis, on verse le tout dans un moule ou des ramequins avec le restant de la recette et on laisse reposer. Vous pouvez placer la préparation au réfrigérateur, mais cela n'est pas nécessaire : le processus de gélification débute vers 40 °C pour se stabiliser à 20 °C. Votre recette peut donc être déposée sur le comptoir de la cuisine, à température ambiante. Certains plats n'en seront que meilleurs !

Autre atout de taille : la polyvalence de l'agar-agar. En effet, une fois que l'on maîtrise bien les quantités à utiliser (la quantité de poudre nécessaire varie en fonction de l'acidité des aliments, et tout particulièrement des fruits comme l'ananas), il est possible de jouer avec les textures, selon vos besoins ou envies du moment. Vous êtes alors en mesure de concocter des gelées onctueuses ou plus fermes, de type « mousse », « crème renversée » ou « charlotte ». Grosso modo, vous devez utiliser 1 g de poudre d'agar-agar afin d'épaissir des boissons, des potages ou des sauces ; 2 g pour une gelée légère (confitures, aspics, etc.) ; 3 à 7 g pour des gelées plus fermes ; et 8 à 10 g pour des préparations très fermes, à trancher. Laissez aller votre créativité et surprenez vos invités avec des combinaisons de textures dont ils n'ont pas l'habitude. Par exemple, servez vos légumes d'accompagnement en aspic, ou faites des flans avec votre poisson ou votre volaille, que vous pourrez présenter dans de petits ramequins.

En ce qui concerne la perte de poids, quelques points doivent être éclairés. Tout d'abord, il est faux d'affirmer que l'agar-agar ne compte aucune calorie. Cependant, son apport calorique est très faible, soit 15 calories pour 100 g d'agar-agar. La quantité requise tournant autour de 3 à 4 g pour une recette de quatre portions, il est donc vrai que l'apport calorique de l'agar-agar est négligeable. Plusieurs avancent par ailleurs qu'il fait perdre du poids. Encore une fois, il convient d'être prudent : bien qu'il ne soit pas un substitut de repas, il peut être utilisé comme coupe-faim puisque, comme nous l'avons vu, l'agar-agar mélangé à l'eau gonfle dans l'estomac. Pour mieux comprendre ce phéno-mène, ajoutez 1 g d'agar-agar à une boisson chaude 15 à 20 minutes avant votre repas ; vous vous sentirez rapidement rassasié au moment de manger. Vous pouvez donc, si vous le souhaitez, user de cette méthode pour favoriser une perte de poids, pour maintenir votre poids ou pour éviter d'abuser de la bonne chair lors de festivités. Une boisson d'agar-agar consommée avant un repas saura calmer votre appétit de façon à ce que vous ne vous jetiez pas tête première dans les petites bouchées, généralement très caloriques. Ne négligez pas votre repas, cependant !

Le fait que l'agar-agar soit très riche en fibres solubles a également pour effet de déjouer l'appétit. Non seulement les fibres calment-elles les fringales, mais elles ont un effet laxatif impor-tant. Utilisé avec modération, l'agar-agar aide donc le corps à se départir de certaines toxines, puisqu'il stimule les principaux organes responsables de la digestion. C'est pourquoi on dit de lui qu'il est un laxatif naturel et qu'il ne doit pas être consommé à outrance ! En outre, grâce à sa texture visqueuse, il retient les glucides et les lipides au niveau de l'intestin grêle, entravant leur absorption. Autre fait intéressant : l'agar-agar ne se digère pas ; il est seulement éliminé par l'organisme.

En résumé, l'agar-agar n'est pas un aliment amincissant en tant que tel, c'est-à-dire qu'il ne combat pas la graisse de front. En revanche, il s'agit d'un coupe-faim hors du commun, et il facilite la digestion et la régularité. Allié à un rythme de vie équilibré, il constitue certainement un outil pratique dans la conservation d'un poids santé.

Les aliments-vedettes et les aliments interdits

Ne s'applique pas vraiment ici… Il n'y a qu'un seul aliment- vedette (l'agar-agar) et maintes façons de le préparer!

Les points forts et les points faibles

- L'agar-agar est 100 % végétal! Même les végétaliens peuvent en consommer.
- Il est relativement facile à trouver sur les étalages des magasins d'aliments naturels, bio ou asiatiques, dans les épiceries fines et même dans certains supermarchés.
- Il s'agit d'un laxatif et d'un agent détoxiquant naturel.
- Il ne fait pas nécessairement perdre du poids, mais il aide certainement à le maintenir, entre autres en capturant les graisses et les sucres dans l'intestin grêle. Très riche en fibres, il agit aussi comme coupe-faim.
- À la différence de la gélatine, il n'est pas nécessaire de le réfrigérer pour qu'il fige. Le processus gélifiant débute aux environs de 50 °C pour se conclure à 20 °C, donc à la température ambiante.
- Il est très polyvalent: une fois que l'on a bien saisi comment s'en servir, on peut obtenir différentes textures (plus ou moins fermes).
- Sa gélification est réversible, c'est-à-dire que vous pouvez réchauffer la préparation même si celle-ci a déjà figé.
- Il peut remplacer les œufs dans certains mets et, ainsi, vous permettre de contourner des allergies. Avec l'agar-agar, il est dorénavant possible de préparer des flans sans œuf!

- Il ne se congèle pas. Lors de la décongélation, la préparation se liquéfie.
- Les recettes à base d'agar-agar sont assez sensibles à l'humidité ; elles perdent rapidement de leur tonicité et de leur fraîcheur. Idéalement, elles sont à conserver au réfrigérateur et à consommer dans les 48 heures suivant leur préparation.
- L'agar-agar est difficile à doser, surtout lorsqu'il est question de petites quantités. Il faut faire beaucoup d'essais et d'erreurs au début de son utilisation.

LE MENU DU JOUR

MATIN

Cubes de salade de fruits à l'agar-agar,
servis avec des mueslis et du yogourt nature
Thé, café ou infusion

MIDI

Terrine de ratatouille servie avec une salade tiède
de légumineuses

COLLATION

Charlotte aux petits fruits

SOIR

Flans de brocoli à l'agar-agar, poisson cuit
en papillote ou viande grillée
Pain entier, riz ou pommes de terre

QUELQUES RECETTES INSPIRÉES
DU RÉGIME AGAR-AGAR

UNE ENTRÉE

Bouchées de crevettes à l'avocat

Préparation : 15 minutes
Temps de cuisson : 5 minutes
Temps de réfrigération : 2 heures
Pour 4 personnes

Ingrédients
300 ml d'eau
4 g d'agar-agar
300 g de crevettes cuites, décortiquées et coupées grossièrement
½ c. à thé d'aneth frais
½ c. à thé de ciboulette fraîche
½ c. à thé de persil frais
1 c. à soupe de yogourt ou de crème sûre (idéalement faible en matières grasses)
Au goût Sel et poivre
1 avocat bien mûr

Préparation
• Porter l'eau à ébullition, puis ajouter l'agar-agar. Cuire durant deux minutes en fouettant bien le liquide.
• Dans un plat, déposer les morceaux de crevettes et verser la préparation contenant l'agar-agar. Déposer au réfrigérateur pour environ deux heures.
• Défaire la gelée en morceaux et la déposer dans un bol. Passer au mélangeur avec les herbes et le yogourt ou la crème sûre. Saler et poivrer.
• Couper de fines tranches de baguette et y déposer des morceaux de chair d'avocat. Couvrir de la préparation de crevettes.

UN PLAT

Flans de brocoli à l'agar-agar

Préparation : 15 minutes
Temps de cuisson : 10 minutes
Réfrigération : 2 heures
Pour 4 personnes

Ingrédients
600 g de fleurettes de brocoli
150 ml de crème à café (10 % de matières grasses)
Au goût Sel et poivre
2 g d'agar-agar
1 c. à soupe de parmesan ou de romano râpé

Préparation
- Faire cuire les fleurettes de brocoli jusqu'à ce qu'elles soient parfaitement tendres.
- Passer les fleurettes au tamis, puis les écraser finement. Ajouter la crème, le sel et le poivre.
- Déposer cette préparation dans une casserole et porter à ébullition. Saupoudrer d'agar-agar et poursuivre la cuisson durant 2 minutes, en fouettant vivement (ou en passant au mélangeur à pied).
- Ajouter le fromage, mélanger et verser le tout dans des ramequins ou de petits bols.
- Déposer au réfrigérateur pour au moins 2 heures.
- Démouler pour servir.

UN DESSERT

Mousse à la lime

Préparation : 10 minutes
Temps de cuisson : 4-5 min
Temps de réfrigération : 2 heures
Pour 4 personnes

Ingrédients

2 limes bien mûres
200 ml de lait
2 jaunes d'œufs
1 c. à thé de sucre (ou remplacer par un édulcorant)
4 g d'agar-agar
200 g de fromage frais allégé

Préparation

- Bien laver les limes et en retirer le zeste. Faire bouillir le lait avec le zeste de lime.
- Pendant ce temps, battre les jaunes d'œufs.
- Passer le lait au tamis et verser sur les jaunes d'œufs. Ajouter le sucre et mélanger.
- Remettre sur un feu vif (mais sans que la nouvelle préparation bouille).
- Saupoudrer l'agar-agar dans le mélange. Continuer la cuisson tout en fouettant bien.
- Ajouter le fromage et mélanger.
- Verser la préparation dans de petits ramequins et réfrigérer pendant 2 heures environ.
- Démouler pour servir.

Le régime cru

L'origine

Domestiqué par l'*Homo erectus*, le feu a marqué la fin d'une alimentation qui était crue par nécessité et non par choix. Mais comment – et pourquoi? –, après des millénaires, un regain pour la nourriture crue en vient-il à réintégrer nos foyers? Quels bénéfices gagnons-nous en adoptant un tel mode de vie? Tâchons d'y voir plus clair et de comprendre en quoi consiste véritablement ce régime alimentaire.

Nous ne sommes pas les premiers à affectionner le régime cru puisqu'une traduction des écritures sacrées des Esséniens – une communauté juive fondée aux environs du IIe siècle avant J.-C. et établie aux abords de la mer Morte – révèle que ce peuple, chez qui les centenaires n'étaient apparemment pas rares, pratiquait le crudivorisme. Plus près de nous, Ann Wigmore et Viktoras Kulvinskas, fondateurs du Hippocrates Health Institute en Floride, ont permis un retour en force de ce régime dans les années cinquante. Depuis une quinzaine d'années, une nouvelle star de la *superfood* a également fait son apparition: le Californien David Wolfe, sans contredit un des adeptes du cru les plus influents actuellement, dénonce les agents de stress de notre mode de vie et leurs conséquences néfastes, qu'il combat grâce à l'alimentation. Wolfe, qui travaille avec de nombreuses vedettes hollywoodiennes et autres personnalités influentes – ce qui participe certainement à son aura de succès – promeut les superaliments (*superfood*), dont on parle de plus en plus, ainsi que l'alimentation dite «vivante».

Notons que les termes «vivante» et «crue» sont souvent utilisés comme des synonymes alors qu'en réalité, il ne s'agit pas d'équivalents. En fait, l'alimentation vivante s'inscrit dans un mouvement infiniment plus étendu, celui de l'alimentation crue (qui désigne le fait de manger ses aliments crus, tout simplement). Manger vivant consiste à privilégier des aliments au grand potentiel enzymatique, comme certains légumes à tiges (la carotte, le céleri et l'oignon, par exemple), les pousses et les terminaisons (graines, fèves et lentilles germées). Il va sans dire que les adeptes de cette école de pensée sont des crudivores avertis et habitués!

Les personnes ciblées

N'importe qui peut manger cru, mais ce n'est pas un régime alimentaire qui est d'emblée accessible à tous. Dans un premier temps, avant de se lancer dans un tel projet, il est préférable de posséder de bonnes connaissances en nutrition afin de savoir quels aliments procurent suffisamment de protéines, lesquels fournissent telles vitamines ou tels minéraux, et ainsi éviter les carences de toutes sortes. Si l'on n'a pas les connaissances suffisantes, il vaut mieux faire affaire avec un spécialiste de la nutrition. Dans un deuxième temps, il est aussi souhaitable d'avoir une alimentation déjà très saine afin que l'écart soit moins grand entre anciennes et nouvelles habitudes. Dans le régime cru, la liste des restrictions est longue! Les menus des végétariens et des végétaliens seront les moins bouleversés par une conversion au crudivorisme puisque ces derniers ont déjà mis une croix sur plusieurs produits interdits, par exemple les poissons, fruits de mer, volailles et viandes, que l'on consomme habituellement cuits, ainsi que les fromages, dans le cas des végétaliens. Ils portent aussi attention aux féculents qu'ils consomment (généralement des céréales entières, notamment des pains au blé entier, au levain ou à base d'autres céréales que le blé). On peut donc dire qu'ayant déjà parcouru une bonne partie du chemin, les végétariens et les végétaliens seront plus enclins à faire le saut que la plupart des carnivores.

Vous vous en doutez donc, le régime cru n'est pas facile à suivre, surtout lorsqu'on le respecte à 100%. Ses nombreux interdits peuvent provoquer la nostalgie de l'ancien régime alimentaire – oubliez les potages hivernaux qui ont mijoté longuement et les gratins qui embaument la maison! De même, on doit se familiariser rapidement avec les différentes techniques qui mettent en valeur les aliments crus si on ne veut pas que notre alimentation souffre de monotonie. Les gens qui n'aiment pas passer beaucoup de temps en cuisine, qui n'ont pas le temps de faire les courses parce qu'ils sont trop pressés (selon les principes du crudivorisme, on doit acheter les aliments les plus frais possible et, donc, aller au marché ou à la fruiterie plusieurs fois par semaine), qui sont «difficiles» ou qui hésitent avant de tenter de nouvelles expériences culinaires ne pourront tout simplement pas se convertir complètement à ce régime. Cependant, tout le monde peut très bien – et devrait – intégrer davantage d'aliments crus à son alimentation régulière. On y gagne en santé et en vitalité! De plus, le crudivorisme «à temps partiel» peut être intégré assez facilement à un mode de vie familial. Il existe des façons très simples de cuisiner cru... Par exemple, les salades de pousses et de germinations complètent très bien un lunch. Ainsi, tous peuvent y trouver leur compte!

La description

Le régime alimentaire cru est à la fois très libre et très restreignant. D'une part, il est libre puisque l'individu est complètement responsable de son alimentation, c'est-à-dire qu'il n'est soumis à aucun programme, à aucun plan d'action organisé. Il n'a pas non plus à se priver du point de vue des portions: il mange à sa faim, et même six repas par jour s'il le souhaite! Les restrictions concernent plutôt le choix des aliments qu'il peut se permettre et la façon de les préparer.

Une personne qui désire se soumettre au régime alimentaire cru doit être très disciplinée et posséder une grande volonté. Il lui faudra tout d'abord reconsidérer quelques valeurs sur le plan de son mode de vie alimentaire, entre autres réévaluer la notion de plaisir. Non pas que le régime cru exclue cette facette de l'alimentation qui nous est si chère, mais il est indéniable qu'il la redéfinit, étant donné que plusieurs aliments synonymes de *comfort food* ne sont pas tolérés. Plus de gâteau au chocolat comme seule maman sait le préparer ni de chocolat chaud à la guimauve ni de tartiflette! Il vous faudra trouver cette satisfaction autrement et, surtout, avec de nouveaux mets. En outre, quelques aliments, par exemple les légumes racines, exigeront que vous les apprêtiez différemment. La mandoline, l'extracteur à jus, le déshydrateur et le découpeur en spirale seront vos nouveaux alliés pour vous concocter des mets savoureux et rafraîchissants, des «pâtes alimentaires crues» à base de betteraves, par exemple! Au fond, la modération est au cœur de cette démarche. Ce sera à vous de déterminer vos limites, à vous de décider des aliments permis et de la fréquence à laquelle vous vous permettez de petits à-côtés.

Précisons que manger cru ne signifie pas nécessairement être végétarien. Certaines écoles acceptent d'intégrer des viandes et du poisson à leur régime; elles les consomment crus, bien évidemment! Il est cependant vrai que, dans la plupart des cas, les crudivores sont végétariens, voire végétaliens.

Par ailleurs, cette forme d'alimentation n'est pas pensée pour faire perdre du poids rapidement mais, à long terme, elle viendra probablement à bout de vos kilos en trop. En effet, les aliments gras (sauf les noix) et sucrés sont très limités dans le crudivorisme et ils sont la cause principale de l'embonpoint. De plus, les céréales permises sont entières; leur effet rassasiant contribue à réduire les envies de grignoter. Pour une forme optimale, cependant, l'alimentation crue doit être combinée à de l'exercice physique quotidien. Naturellement, le poids perdu réapparaîtra si les mauvaises habitudes regagnent du terrain.

L'alimentation crue privilégie les aliments alcalins – opposés aux aliments acides, que l'on trouve en abondance dans la diète nord-américaine. La plupart des légumes (sauf la tomate, l'aubergine et les choux de Bruxelles), les noix, les bananes, les pommes de terre, les patates douces, l'ail, les herbes aromatiques, les pousses, les germinations et leur jus de même que les huiles de première pression constituent tous des aliments alcalins. Sauf la germination et la fermentation, ils ne doivent subir aucune transformation (ou le moins possible) avant d'être consommés. Ils conservent ainsi leurs enzymes, ce qui favorise leur digestion et l'absorption de leurs nutriments par le corps. Surtout, ces aliments maintiennent le taux d'acidité du corps à un niveau acceptable, ce qui lui évite de puiser dans ses réserves d'enzymes et de les épuiser, au fil des ans.

Le niveau de complexité du régime cru varie selon l'intensité avec laquelle vous le suivez. Voici plusieurs points qu'il faut garder en tête.

Tout d'abord, étant donné que l'on consomme les aliments sans cuisson, il est souhaitable de se les procurer les plus frais possible et biologiques. Pas question de cuisiner une ratatouille avec des tomates, des aubergines et des poivrons défraîchis ! Tout sera consommé tel quel ; c'est pourquoi la fraîcheur des aliments se doit d'être irréprochable. Question de goût, de texture… Plusieurs balades au marché sont donc à prévoir chaque semaine. De plus, puisque le crudivore n'aime pas les aliments transformés, il cuisinera presque tout lui-même. Il lui faut allouer du temps à la germination de graines et de légumineuses, à la concoction de préparations fermentées (la choucroute en est un exemple), marinées (des légumes, des huiles avec des aromates), etc. S'il est très consciencieux, le crudivore ira jusqu'à cultiver lui-même ses fruits et légumes. Ce qu'il perdra en temps, il le retrouvera en argent (les légumes du jardin reviennent moins chers que ceux achetés au supermarché ou à la fruiterie) et en bonne conscience (en s'assurant d'avoir en sa possession des produits d'une fraîcheur optimale et, surtout, sans pesticides) ! Tout cela peut être très prenant pour celui ou celle qui s'investit complètement dans le régime cru, mais les efforts en valent la peine ! Si vous souhaitez alléger votre tâche, il vous est possible de tout acheter, du moins pour les citadins, mais sachez que les légumes biologiques et les produits spécialisés feront grimper votre facture d'épicerie.

Certains sont d'avis que le régime alimentaire cru n'est pas bien adapté à notre climat. L'hiver ampute effectivement l'année d'une longue période de culture. Par conséquent, nous sommes dans l'obligation de nous tourner vers l'importation de denrées maraîchères. Ceci a malheureusement des répercussions : d'une part, les fruits et légumes d'importation sont bien évidemment plus chers que ceux de la production locale ; d'autre part, leur texture, leur goût et leur apport en vitamines ne sont certes pas les mêmes que ceux des produits ayant pu se développer à pleine maturité, au soleil, avant d'être cueillis ! D'où l'avantage de développer le régime crudivore... à temps partiel ! Cela vous permettra d'intégrer à votre diète de nouveaux aliments et recettes : pour le lunch, pourquoi pas une salade de légumes racines cuits à basse température, servie avec un filet d'huile d'olive, du jus de citron fraîchement pressé ou une mayonnaise (végétalienne ou non, selon vos critères personnels) ? Il est effectivement simple d'intégrer des salades de pousses, des légumineuses, des pains germés, des noix et des beurres de noix crus à l'alimentation quotidienne. Ainsi, bien que le régime cru ne soit pas parfaitement compatible avec notre situation géographique (du moins en plein hiver), il complète très bien une alimentation plus « traditionnelle ». Vous ressentirez ses bénéfices même si vous dérogez à certaines règles !

Vous optez pour le crudivorisme à temps partiel ?

Il est possible (et souhaitable) de faire de temps à autre une « détox » de l'organisme ; manger cru est une des façons d'y parvenir. La popularité et le dynamisme du mouvement crudivore sont ici très appréciables puisqu'il offre différents programmes de cures aidant le corps à se purifier. Vous pourriez même tenter l'expérience de manière décontractée et reposante puisque certains spas offrent des séances « détox » d'une semaine, de dix jours, de deux semaines, etc. Ces forfaits comprennent l'hébergement, des ateliers sur le crudivorisme de même que des cours de cuisine. Ils sont généralement onéreux, mais cette dépense vous permettra de profiter d'une période de ressourcement, tout en obtenant quantité d'informations sur le régime cru et ses manières de faire. Ce moment est également l'occasion de faire la connaissance de gens soucieux de leur santé. Ils pourront éventuellement devenir des personnes-ressources (si vous avez des questions), vous offrir du soutien (alors que vous serez sur le point de flancher) ou même constituer un groupe de gens avec qui organiser des rencontres culinaires de style *potluck*. Informez-vous !

Les aliments-vedettes et les aliments interdits

Le principe de base du crudivorisme est clair : on doit respecter le plus possible l'état naturel des aliments, c'est-à-dire ne pas les transformer ni leur faire subir de chaleur excessive et éviter d'ajouter un trop grand nombre de condiments aux plats. Voici une liste pour mieux vous orienter.

Vedettes

Pour les mordus : Jus d'herbe de blé (il s'agit même de la supervedette !). On le trouve dans les restaurants crus ou dans les séances de « détox ». Il est constitué de graines de blé qui, une fois germées, prennent l'apparence de grands brins d'herbe. Ceux-ci sont passés à l'extracteur à jus et ont un goût « vert » très prononcé. Pas désagréable, cependant ! En plus du jus d'herbe de blé, le crudivorisme prise les algues, les graminées (céréales germées), le pain germé de même que les graines et les noix crues. Pour ce qui est des sucres, tournez-vous vers le jus de canne évaporé, le sucre de dattes, le sirop d'érable (selon certaines écoles, il n'est pas idéal puisque chauffé, mais le corps l'assimile facilement), la mélasse (pas complètement crue non plus, mais très riche en minéraux), le sirop d'agave, le stévia et le miel cru.

Pour les modérés : Jus verts (on les achète en épicerie fine ou dans certains supermarchés), infusions en abondance, champignons, légumes d'été, légumes racines, courges, laitue de toutes sortes, germinations (p. ex. luzerne, lentilles), pousses, melons, agrumes, ananas, fraises et autres fruits, fruits secs et produits déshydratés, légumineuses, noix, aliments fermentés, fromages, lait de noix. Comme aromates : herbes fraîches, épices, huiles pressées à froid, moutardes, mayonnaise végétalienne, poivre, sauce soya (authentique), sel de mer, vinaigre, vin et certains alcools en petite quantité (variable selon les écoles).

Interdits

Pour les mordus : Tout ce qui est cuit au-delà de 40 °C (104 °F). Idéalement, les aliments ne doivent pas être cuits du tout, mais une cuisson à basse température est généralement acceptable. Vous pouvez blanchir certains légumes, par exemple les tomates, pour en retirer la peau. Pour ce qui est de la congélation, les avis sont partagés : certains la permettent ; d'autres non. Il est cependant certain qu'un court séjour au congélateur n'abîme pas autant les aliments qu'une cuisson à haute température. À vous de juger ! Pour le reste, tout est permis : vous pouvez couper, peler, mariner, faire fermenter (cela est même souhaitable !) vos produits. Bref, toute méthode naturelle et douce de transformation, qui n'endommage pas les produits, est la bienvenue. Évidemment, les produits transformés ou raffinés, le sucre blanc (et, idéalement, toute forme de sucre qui ne se trouve pas dans les aliments-vedettes), la caféine, les produits laitiers, le pain à levure chimique, l'alcool (selon certaines écoles plus strictes), les viandes, les poissons et les produits animaliers[1] (fromages, œufs, etc.) sont interdits.

Pour les modérés : Les interdictions sont les mêmes pour tous, mais vous pouvez décider de suivre le régime en vous permettant de petits écarts à gauche et à droite. Ceux qui optent pour cette solution n'ont qu'à éliminer les aliments ou méthodes qui leur semblent trop contraignantes.

Les points forts et les points faibles

- Les gens qui l'adoptent gagnent en vitalité.
- Certains lui octroient plusieurs vertus afin de contrer les maladies. Par exemple, il aiderait à prévenir et à combattre le cancer, certaines maladies cardiovasculaires, l'arthrite, la dépression, etc.
- Il permet de contrôler le poids en limitant l'accès au sucre et aux matières grasses.
- Il n'est pas idéal pour les climats nordiques comme le nôtre puisque les légumes, importés, sont coûteux en hiver. De plus, leur choix est limité, ils sont peu goûteux et moins nutritifs que lorsqu'ils ont été cueillis bien mûrs et qu'ils n'ont pas parcouru de longues distances.
- Ce régime est relativement onéreux. D'une part, il implique de privilégier des produits frais et de culture biologique. D'autre part, s'acheter plusieurs outils culinaires (extracteur à jus, robot, déshydrateur, etc.) est nécessaire afin d'avoir accès à une plus grande variété d'aliments et, ainsi, éviter la monotonie et les carences.
- Plusieurs le déconseillent à long terme. S'il est source de vitalité dans un premier temps, il provoque chez certains une perte d'énergie au fil des mois : ceux-ci arborent un teint livide

---

1. Quoique certaines écoles permettent la viande, les poissons, les fromages… tant qu'ils sont crus !

(ou carrément orangé), souffrent de carences alimentaires et de côlon irritable.

- Certaines recettes sont difficiles à exécuter pour un non-expérimenté.
- Il faut faire attention de ne pas sombrer dans une espèce d'obsession alimentaire et savoir se permettre quelques écarts de conduite sans en faire tout un plat. Il peut devenir difficile de trouver un équilibre et de garder une attitude favorable par rapport à ce que l'on mange.
- Ce régime n'est pas facile à suivre si on va souvent au restaurant.

LE MENU DU JOUR

MATIN
Jus d'orange fraîchement pressée
Deux tranches de pain de céréales germées,
tartinées de beurre d'amandes cru
Banane
Thé ou tisane

MIDI
Soupe froide d'avocat, de concombre et de coriandre,
accompagnée de pousses de lentilles
Jus vert
Un fruit en dessert, si nécessaire

COLLATION
Quelques noix crues et une pomme

SOIR
Spaghetti de courgettes, sauce à l'ail et aux tomates séchées
Salade boston et pousses
Mousse au chocolat cru
Infusion

QUELQUES RECETTES INSPIRÉES DU RÉGIME CRU

UNE ENTRÉE

Soupe froide d'avocat, de concombre et de coriandre

Préparation : 30 minutes
Pour 3-4 personnes

Ingrédients

1 concombre
1 avocat
1 gousse d'ail écrasée ou finement hachée
Le jus d'une lime
1 grosse botte de coriandre fraîche
Au goût Sel de mer et poivre
Un peu de piment d'Espelette (facultatif)
Un filet d'huile d'olive (facultatif)

Préparation

- Peler et épépiner le concombre. Faire dégorger une dizaine de minutes.
- Pendant ce temps, couper l'avocat en deux, retirer son noyau et, à l'aide d'une petite cuillère, déposer la chair dans le robot culinaire. Ajouter l'ail.
- Une fois qu'il est bien dégorgé, rincer le concombre, l'essorer et le couper grossièrement. Ajouter les morceaux aux autres ingrédients.
- Ajouter également le jus de lime, la coriandre, le sel, le poivre et le piment d'Espelette, si désiré.
- Mélanger jusqu'à consistance homogène. Si la soupe est trop épaisse, ajouter un peu d'eau avant de mélanger de nouveau.
- Servir avec un filet d'huile d'olive (facultatif).

UN PLAT

Spaghetti de courgettes, sauce à l'ail et aux tomates séchées

Préparation : 30 minutes
Pour 4 personnes

Ingrédients

3 grosses courgettes ou **4** petites
6 tomates italiennes bien mûres
1 à **2** gousses d'ail écrasées ou hachées finement
⅓ t de tomates séchées au soleil (dans l'huile, sinon les faire tremper une quinzaine de minutes dans l'eau avant de les égoutter)
Herbes fraîches de votre choix (basilic, sauge, romarin, ciboulette, etc.)
Quelques gouttes de vinaigre balsamique (pour le goût)
2 c. à soupe d'huile d'olive
Au goût Sel de mer et poivre
⅓ t d'olives noires coupées grossièrement

Préparation

- Passer les courgettes au découpeur en spirale (aussi appelé « spirooli ») ou faire de longs filaments avec un économe. Réserver.
- Blanchir les tomates italiennes, les peler et les couper grossièrement. Les déposer dans le robot culinaire. Ajouter l'ail, les tomates séchées, les herbes fraîches, le vinaigre balsamique et l'huile d'olive. Mélanger jusqu'à consistance désirée. La sauce ne doit pas être trop liquide, cependant.
- Assaisonner et ajouter les morceaux d'olives noires. Rectifier l'assaisonnement au besoin.
- Servir sur un lit de spaghettis de courgettes.

UN DESSERT

Mousse au chocolat cru

Préparation : 15 minutes
Pour 4 personnes

Ingrédients

3 avocats bien mûrs
4 c. à soupe de cacao cru
2 c. à soupe de beurre d'amandes cru
4 c. à soupe de sirop d'agave
¼ c. à thé de poivre de la Jamaïque moulu
¼ à ½ t d'eau, selon la consistance désirée
Zeste d'orange

Préparation

- Mettre la chair d'avocat, le cacao, le beurre d'amandes, le sirop d'agave et le poivre de la Jamaïque dans un robot culinaire.
- Ajouter environ la moitié de l'eau et commencer à mélanger.
- Incorporer peu à peu le reste de l'eau jusqu'à l'obtention de la consistance désirée.
- Servir avec un peu de zeste d'orange sur le dessus. Manger immédiatement.

Annexes – Tableaux synthèses

Tableau 1 – L'indice de masse corporelle

On calcule l'indice de masse corporelle (IMC) en divisant son poids par sa taille au carré.

$$IMC = \frac{poids}{taille^2}$$

Classification IMC (kg/m²)	
Maigreur	< 18,5
Normal	De 18, 5 à 24,9
Surpoids	De 25 à 29,9
Obésité	> 30
Obésité massive	> 40

Tableau 2 – Les aliments riches en fibres

Légumes	Fibres
Asperges, bouillies, 5 tiges	1 g
Brocoli, cru ou cuit à la vapeur, 125 ml	2 g
Carottes, crues ou cuites à la vapeur, 125 ml	2 g
Céleri, cru, 1 tige	1 g
Champignons, cuits, 125 ml	2 g
Chou, cuit, 125 ml	1 g
Choux de Bruxelles, cuits à la vapeur, 125 ml	3 g
Chou-fleur, cru, 125 ml	1 g
Courge, bouillie, 125 ml	2 g
Épinards, cuits à la vapeur, 125 ml	3 g
Haricots verts ou jaunes, cuits à la vapeur, 125 ml	2 g
Panais, cuits, 125 ml	3 g
Patate douce, cuite, 125 ml	4 g
Poivrons verts ou rouges, 125 ml	2 g
Petits pois verts, cuits, 125 ml	4 g
Pomme de terre, avec sa peau, 1 de taille moyenne	5 g
Tomate, crue, 1 de taille moyenne	2 g
Sauce tomate, 125 ml	2 g

Fruits	Fibres
Abricots, secs, 4	3 g
Banane, 1 de taille moyenne	2 g
Myrtilles, 125 ml	2 g
Melon, 1/2 d'un petit melon	2 g
Compote de pommes, 125 ml	2 g
Dattes, 5	4 g
Fraises, 125 ml	2 g
Framboises, 125 ml	3 g
Jus de fruits, 125 ml	traces
Mangue, 1/2	2 g
Orange, 1 de taille moyenne	3 g
Pamplemousse, rose ou rouge, 1/2	2 g
Papaye, 1/2 d'un petit fruit	3 g
Pêche, avec sa peau, 1 de taille moyenne	2 g
Poire, avec sa peau, 1 de taille moyenne	5 g
Pomme, avec sa peau, 1 de taille moyenne	3 g
Prunes, avec leur peau, 2	2 g
Pruneaux, 5	3 g
Raisins, avec leur peau, 20	1 g
Raisins secs, 75 ml	3 g
Aliments à grains entiers et céréales Fibres	
Muffin au son, 1 de taille moyenne	2 g
Pain complet (blé ou seigle), 1 tranche	2 g
Biscuits à l'avoine et aux raisins secs, 2	1 g
Pain pita complet (blé), 1	3 g
Riz brun, cuit, 125 ml	2 g
Riz blanc, cuit, 125 ml	0,5 g
Pâtes farine blanche, 125 ml	1 g
Pâtes farine complète (blé), 125 ml	3 g
Céréales All Branc[MC], 125 ml	12 g
Céréales Bran Flakes[MC], 125 ml	5 g
Son d'avoine, cuit, 175 ml	3 g
Céréales Corn Flakes[MC], 250 ml	1 g
Légumineuses et noix Fibres	
Haricots à œil noir, cuits, 125 ml	8 g
Haricots blancs, cuits, 125 ml	8 g
Haricots secs, cuits, 125 ml	6 g

Lentilles, cuites, 125 ml	4 g
Amandes effilées, 50 ml	3 g
Arachides, 50 ml	2 g
Graines de tournesol, 50 ml	2 g

Tableau 3 – Les principaux nutriments

Pour combattre les maladies cardiovasculaires, le diabète, le cancer et l'obésité

Les nutriments	Où les trouver?	Leurs effets
Acides gras monoinsaturés	Huile d'olive	Augmentent le bon cholestérol (HDL) et empêchent la formation de caillots dans le sang
Acides gras oméga-3	Poisson gras, fruits de mer, agneau, noix	Diminuent le mauvais cholestérol (LDL), empêchent la formation de caillots dans le sang et enrayent la prolifération de cellules cancéreuses
Calcium	Fromage, yogourt	Contrôle la tension artérielle
Caroténoïdes	Abricot, cantaloup, citrouille, melon, patate douce, brocoli, carotte, légumes verts, tomate	Antioxydant
Ferments lactiques	Yogourt	Diminuent le mauvais cholestérol (LDL)
Folates	Melon, artichaut, asperge, avocat, betterave, épinards, panais, persil, légumineuses, céréales	Empêchent le durcissement des artères et enrayent la prolifération des cellules cancéreuses
Glucides complexes	Avocat, pomme de terre, céréales (notamment avoine), fruits séchés, légumineuses, pain complet, pâtes	Élèvent progressivement la glycémie et l'insuline dans le sang

Polyphénols	Laitue, oignon, persil, tomate, huile d'olive, jus de raisin, vin rouge	Antioxydants, augmentent le bon cholestérol (HDL), réduisent la tension artérielle, protègent les cellules et inhibent la prolifération des cellules cancéreuses
Potassium	Avocat, banane, cantaloup, figue, pruneaux, céleri, tomate	Réduit la tension artérielle
Vitamine B12	Champignon, céréales, légumineuses, viande, volaille	Empêche le durcissement des artères
Vitamine C	Presque tous les fruits (notamment fraise, kiwi, orange), presque tous les légumes (notamment brocoli, poivron rouge)	Antioxydant
Vitamine E	Asperge, cerise, céréales, huile d'olive, noix	Antioxydant, stimule le système immunitaire

Tableau 4 – L'apparition et la répartition

Groupes sanguins	Apparition	Dans le monde	En France	Au Canada
Groupe O	Entre 40 000 et 25 000 ans avant J.-C.	39 %	45 %	46 %
Groupe A	Entre 25 000 et 15 000 ans avant J.-C.	31 %	44 %	42 %
Groupe B	Entre 25 000 et 15 000 ans avant J.-C.	23 %	8 %	9 %
Groupe AB	Entre 5 et 10 siècles après J.-C.	7 %	3 %	3 %

Tableau 5 – Les index glycémiques

Glucides à index glycémique élevé

Sucre (glucose)	100
Frites Panais Pomme de terre cuite au four	95
Purée de pommes de terre Riz instantané Croustilles *(chips)*	90
Carottes cuites Flocons de maïs Maïs soufflé Miel Pain blanc Riz soufflé	85
Craquelins Gourganes	80
Citrouille Melon d'eau Pain baguette Rutabaga	75
Ananas Banane Cantaloup Confiture sucrée Couscous Fruits en conserve dans leur sirop Jus d'orange en boîte Pain de farine de blé entier Pomme de terre bouillie (avec la peau) Raisins secs	65
Betterave Boisson gazeuse Céréales sucrées Croissant Fécule de maïs Maïs Navet Nouilles asiatiques Pain de ménage Raviolis, macaronis Riz blanc Tablette de chocolat	70

Lexique

A

Acides gras
Acides présents dans les huiles végétales et les graisses animales.

Acides gras insaturés
Acides à l'état liquide qui se trouvent généralement dans les huiles végétales.

Acides gras saturés
Acides à l'état solide qui se trouvent surtout dans les graisses animales.

Antigène
Substance étrangère à l'organisme qui peut entraîner la production d'anticorps.

Antioxydant
Qui empêche l'oxydation, c'est-à-dire la dégradation des aliments.

C

Calcium
Métal qui joue un rôle dans la constitution des os, des dents (phosphates de calcium) et des tissus.

Calorie
Unité de mesure de la valeur énergétique des aliments.

Caroténoïdes
Pigments élaborés par les végétaux responsables de la couleur rouge ou jaune-orangé de certaines huiles végétales.

Cétose
Processus biologique qui résulte d'un manque d'hydrates de carbone.

Cholestérol
Substance grasse qui est répandue dans le sang, la bile, le tissu nerveux.

F

Féculent
Graine, fruit ou tubercule alimentaire riche en amidon.

Ferment lactique
Bactéries que renferme le lait non stérilisé et qui, transformant le lactose en acide lactique, provoquent la coagulation de la caséine.

Fibres
Élément non digestible des aliments. Bien que n'ayant pas de propriétés alimentaires, les fibres jouent un rôle important dans la digestion.

Folate
Vitamine contenue dans les légumes à feuilles, nécessaire pour la reproduction, la multiplication cellulaire, la formation des globules rouges, etc.

G

Glucide
Nom générique des hydrates de carbone alimentaires. Nom scientifique de ce que l'on appelle sucre.

Glucose
Catégorie de glucides largement répandue dans la nature, importante source énergétique de l'organisme.

Glycémie
Taux de glucose dans le sang.

H

Hydrate de carbone
Synonyme de glucide.

Hyperinsulinisme
Excès d'insuline dans le sang.

I

Insuline
Hormone sécrétée par le pancréas.

L

Lectine
Nom générique de protéines existant chez diverses espèces animales. Ces protéines possèdent la propriété d'agglutiner de nombreux types de cellules, notamment les globules rouges.

Légumineuse
Plante qui a pour fruit une gousse. Exemples : lentilles, pois, haricots.

Lipide
Corps gras d'origine animale ou végétale.

M

Métabolisme
Ensemble des transformations qui s'accomplissent dans l'organisme.

N

Nutriment
Élément contenu dans les aliments assimilés par les cellules sans subir de transformation digestive. Les nutriments sont classés en glucides, lipides, protéines, vitamines et sels minéraux.

O

Oméga-3
Acide gras polyinsaturé bénéfique pour la santé, que l'on trouve dans certaines huiles végétales et dans les poissons gras.

P

Polyphénols
Composés qui se trouvent dans un grand nombre de plantes et qui entrent dans la préparation de suppléments alimentaires ayant des propriétés antioxydantes.

Potassium
Élément minéral important, constitutif des êtres vivants et indispensable à la vie, sous la forme de chlorure de potassium. Nécessaire à la contraction musculaire.

Protéine
Composé d'acides aminés diversement combinés, seule source d'azote pour l'organisme humain. Les protéines fournies par la viande, le poisson, le fromage, les œufs et le lait apportent les acides aminés essentiels, contrairement à celles fournies par les végétaux, qui ne subviennent pas à la totalité des besoins de l'organisme.

S

Sucres complexes
Sucres assimilés lentement par l'organisme. Exemples: les céréales complètes, les légumineuses, les fruits.

Sucres raffinés
Sucres assimilés rapidement par l'organisme. Exemples: le sucre blanc, la farine blanche, le riz blanc.

T

Tanin
Polyphénol présent dans les feuilles, les fruits, notamment le raisin. Les vins rouges en contiennent dix fois plus que les vins blancs.

Toxine
Substance toxique.

V

Vitamine
Nutriment indispensable à la croissance et au bon fonctionnement de l'organisme.

Bibliographie

Méthode Weight Watchers

http://gcms.weightwatchers.com/WWI_Wrapper.aspx?SiteId=18& Page=1012202 http://quebec.walmar.com/ www.weightwatchers.fr/WWI_ WrapperHome.aspx?Params=1000382|f|9||

Régime crétois

RENAUD, Serge. *Le régime santé*, Éditions Odile Jacob, Paris, 1995.

SKAWINSKA, Véronique et BANOUSSIS, Thémis. *Manger crétois*, Éditions Michel Lafon, Neuilly-sur-Seine, 1999.

FRICKER, Jacques et LATY, Dominique. *Le régime crétois*, Hachette, 2000.

www.ifrance.com/tpe-regimecretois/

www.aceli.com/lebail/pages/crete.htm

Régime des groupes sanguins

D'ADAMO, Peter J. *4 groupes sanguins, 4 régimes*, Éditions du Roseau, Montréal, 1999.

D'ADAMO, Peter J. *Cuisinez selon votre groupe sanguin*, Éditions du Roseau, Montréal, 2001.

VAGO, Karen et DEGRÉMONT, Lucy, *The Blood Type Diet Cookbook*, Thorsons, Londres, 2001.

www.abovie.com

Régime Atkins

ATKINS, Robert C. *Le régime anti-âge : bien se nourrir pour rester jeune*, Marabout, Paris, 2003.

ATKINS, Robert C. *Atkins for Life*, St-Martin's Press, New York, 2003.

ATKINS, Robert C. *Le nouveau régime Atkins : maigrir intelligemment, être en forme quotidiennement*, Éditions Solar, Paris, 1995.

http://atkins.com/ en anglais seulement http://atkins.com/canada/ en anglais seulement

Méthode Montignac

MONTIGNAC, Michel. *Je mange, je maigris et je reste mince!* Flammarion, Paris, 2004.

MONTIGNAC, Michel. *Recettes et menus Montignac ou la gastronomie nutritionnelle*, J'ai lu, Paris 2003.

MONTIGNAC, Michel. *Prévenir et combattre l'obésité chez l'enfant*, Flammarion, Paris, 2003.

MONTIGNAC, Michel. *Bien manger pour prévenir les maladies du cœur*, Flammarion, Montréal, 2001.

Régime oméga-3

AUDETTE, Lise-Andrée. *Comprenez pourquoi les oméga-3 sont bons pour la santé*, Édimag, Montréal, 2004.

SIMOPOULOS, Artémis et ROBINSON, Jo. *Le régime Oméga 3*, Éditions EDP, 2004.

DUFOUR, Anne et FESTY, Danièle. *La révolution des Oméga 3*, LEDUC.S Éditions, Paris, 2004.

SERVAN-SCHREIBER, David. *Guérir*, Éditions Robert Laffont, Paris, 2003.

Régime Miami

AGATSTON, Arthur. *Régime Miami*, Éditions Solar, Paris, 2004.

Régime « soupe »

PINSON, Claire. *Le régime brûle-graisses*, Éditions Marabout, Paris, 2003.

PINSON, Claire. *Le régime soupe*, Éditions Marabout, Paris, 2000.

GRILLPARZER, Marion. *La soupe magique*, Éditions Vigot, Paris, 2004.

GRILLPARZER, Marion. *Brûleurs de graisses*, Éditions Vigot, Paris, 2002.

Régime nordique

DUFOUR, Anne et GARNIER, Carole. *Le régime nordique. Les secrets santé des pays nordiques pour vivre plus longtemps et plus heureux*, LEDUC.S Éditions, Paris, 2010.

www.clausmeyer.dk/en/new_scandinavian_cooking_.html

www.cyberpresse.ca/vivre/sante/nutrition/200903/14/01-836499-ciao-le-regime-mediteraneen-assumons-notre-nordicité.php

www.zoneregime.com/regime-nordique-sante.html

http://helgawholegrain.org

www.bulletins-electroniques.com/actualites/56243.htm

Régime Dukan

DUKAN, Dr Pierre. *Je ne sais pas maigrir*, Paris, J'ai lu, 2008 [Flammarion, 2000].

POUCHOL, Hervé. *Régime Dukan : le pour et le contre*, Éditions du Rocher, Monaco, 2011.

Régime agar-agar

CHEGRANI-CONAN, Catherine. *Agar-agar, son d'avoine, stévia: les nouveaux miracles minceur*, City Editions, Paris, 2011.

CHEGRANI-CONAN, Catherine. *Les miracles de l'agar-agar*, City Editions, Paris, 2010.

DUFOUR, Anne. *100 recettes express Okinawa*, LEDUC.S Éditions, Paris, 2008.

GUERVEN, Estelle. *L'agar-agar. Gélifiant naturel et végétal bienfaisant*, Anagramme éditions, Croissy-sur-Seine, 2009.

Régime cru

CLEMENT, Brian R. et DIGERONIMO Theresa Foy. *Alimentation vivante pour une santé optimale*, Éditions Trusar, Montréal, 1997.

ENGELHART, Terces, with Orchid. *I Am Grateful. Recipes & Lifestyle of Café Gratitude*, North Atlantic Books, Berkeley, 2007.

KYSSA, Natasha. *The Simply Raw Living Foods Detox Manuel*, Arsenal Pulp Press, Vancouver, 2009.

SCOTT-AITKEN, Lynelle. *Manger cru. Une cuisine sans viande et sans cuisson*, Guy Saint-Jean Éditeur inc. / Prologue(???), Montréal, 2005.